衣食住行养身养心　随手查系列　实用新知一查就会

手足按摩治百病

SHOUZUANMO ZHIBAIBING SUISHOUCHA

随手查

时素华 编著

上海科学普及出版社

图书在版编目（CIP）数据

手足按摩治百病随手查 / 时素华编著. -- 上海：
上海科学普及出版社, 2015.2
ISBN 978-7-5427-6264-1

Ⅰ.①手… Ⅱ.①时… Ⅲ.①手－按摩疗法（中医）
②足－按摩疗法（中医） Ⅳ.①R244.1

中国版本图书馆CIP数据核字（2014）第235229号

责任编辑　张　帆

手足按摩治百病随手查

时素华　编著

上海科学普及出版社出版发行

（上海中山北路832号　邮政编码 200070）

http://www.pspsh.com

各地新华书店经销　北京鑫富华彩色印刷有限公司
开本　787×1092　1/32　印张 10　字数 140千字
2015年2月第1版　2015年2月第1次印刷

ISBN 978-7-5427-6264-1　　定价：24.80元

本书凡印刷、装订错误可随时向承印厂调换　010-62967135

目录

第一章 不可不知的手足按摩基本常识

2 认识手疗与足疗
2 什么是手疗
3 什么是足疗

4 手部按摩常用工具
4 圆珠笔
4 梳子
4 夹子
4 木棍
5 热水袋
5 铅笔
5 钥匙
5 网球
6 浴刷
6 软毛刷
6 米粒
6 套环
6 冰块

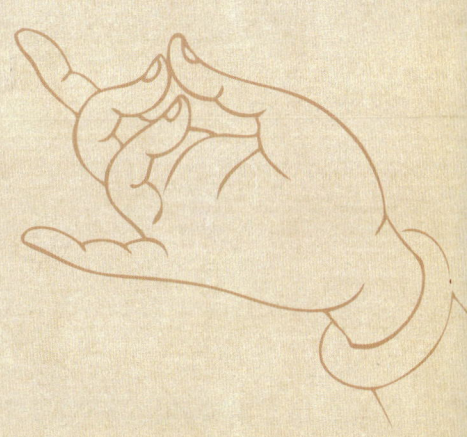

7	电吹风
7	核桃
7	梅花针
7	戒指或指环
8	牙签
8	香烟或艾卷
8	木槌
8	细铁棍
9	**手部按摩基本手法**
9	点法
9	按法
10	推法
10	摩法
11	擦法
11	理法
12	抖法
12	捻法
12	拔伸法
13	掐法
13	摇转法
14	搓揉法
14	压法
15	揉法
16	**手部按摩祛病原理**
16	手部诊断按摩是我国传统医学的宝贵遗产

17	手部按摩作用于整个人体
18	手部按摩是一种自然疗法
20	手部按摩有着乐观的现状和前景

望手诊病的方法

21	望手掌形态诊病
21	望手掌色泽诊病
25	观掌纹变化诊病
33	望手指诊病
34	望手指——关联脏腑诊病
35	手部自我感觉诊病
36	望指甲诊病
38	望健康圈诊病

保健双手，保养健康

39	手部卫生很重要
39	手部日常养护
40	药物嫩手润肤
40	手部自我保健操
41	手部运动

足部按摩常用工具

42	牙签、圆珠笔尖端、发夹、针具
42	核桃
42	高尔夫球、乒乓球
43	木棍、搓衣板、按摩踏板
43	木槌
43	电吹风、艾条

44	软毛刷
44	鹅卵石
44	按摩棒

足部按摩基本手法

45	单食指压刮法
45	单食指扣拳法
46	拇指扣拳法
46	握足扣指法
46	双指扣拳法
47	拇指扣指法
47	单食指钩拳法
48	双拇指推掌法
48	多指扣拳法
48	双指钳法
49	推掌加压法
49	双拇指扣掌法
49	双手食指压刮法
50	单手拳击法
50	拇、食指扣拳法

足部按摩能诊病

望足诊病的方法

52	健康足的特征
53	望足诊病的顺序
54	望足形诊病
54	望足色诊病
55	望反射区诊病

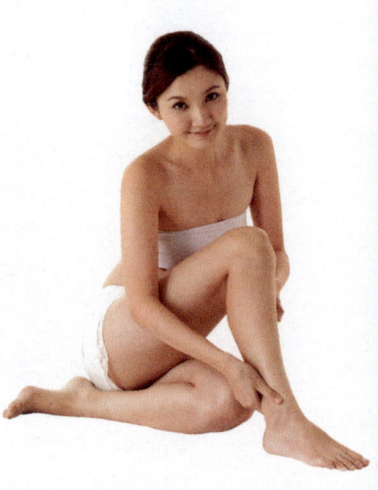

57	望趾甲诊病
58	望足趾形态、颜色诊病
59	**重视足部保养，让美丽到脚**
59	足部保养方法大全
63	足浴的保健功效
65	足部保养应注意的细节
67	**教你一些实用的足部保健运动**
67	经常快步走
68	进三退二走法
68	单脚站立与下蹲法
69	用脚跟走路锻炼法
69	旋转脚掌法
70	放松腿部法
70	搓足法
74	给足部做做SPA
75	腿脚运动
77	**足底按摩可随时进行**
77	自制按摩鞋
77	自制按摩垫
79	**手足按摩的禁忌与注意事项**
79	手部按摩的禁忌
79	手部按摩的注意事项
81	足部按摩的禁忌
81	足部按摩的注意事项

第二章 按按手得健康

84	**手部穴位及反射区**	91	少泽
		92	中渚
84	手部经穴	92	前谷
84	手掌侧穴位	93	液门
84	内关	93	关冲
84	经渠	94	阳溪
85	太渊	94	合谷
85	鱼际	94	二间
86	劳宫	95	三间
86	少商	96	手针穴
86	中冲	96	手掌侧穴位
87	列缺	96	胃肠点
87	少府	96	小肠点
88	大陵	96	大肠点
88	神门	97	足跟痛点
89	手背侧穴位	97	脾点
89	外关	98	心点
89	养老	98	三焦点
90	阳池	98	肝点
90	阳谷	99	喘点（咳嗽点）
90	后溪	99	肺点
91	腕骨	99	命门点
91	少冲	100	肾点（夜尿点）

100	咽喉点	110	眼 点
101	哮喘新穴	110	耳 点
101	定惊点	110	间 鱼
101	疟疾点	111	腹 上
102	急救点	111	肩 点
102	腓肠点	111	胞门
103	手背侧穴位	112	止血点
103	肺 点	113	手部反射区
103	胸 点	113	大脑
103	偏扶点	113	额窦
104	腰肌点	113	垂体
104	踝 点	114	鼻
104	颈 中	114	小脑、脑干
105	再 创	115	三叉神经
105	后头点	115	眼
106	前头点	116	耳
106	偏头点	116	心脏
106	会阴点	116	胸腔呼吸器官区
107	坐骨神经点	117	颈项
107	升压点	117	斜方肌
107	腹泻点	117	肺、支气管
108	后合谷	118	颈肩区
108	熄喘	118	胃脾大肠区
109	胸骨	119	直肠、肛门
109	牙痛点	119	脊柱
109	脊柱点	119	肝

120	胆囊	130	肛管、肛门
120	头颈淋巴结	130	回盲瓣
120	甲状旁腺	130	升结肠
121	肩关节	131	降结肠
121	甲状腺	131	扁桃体
121	胸部淋巴结	131	舌、口腔
122	脾	132	喉、气管
122	膝关节	132	内耳迷路
123	大肠	132	上、下颌
123	小肠	133	胸、乳房
124	肾上腺	133	膈、横膈膜
124	膀胱	133	上身淋巴系统
124	肾	134	下身淋巴系统
125	腹腔神经丛	134	颈椎
125	输尿管	135	腰椎
126	生殖腺	135	骶椎
126	食管、气管	136	尾骨
127	胃	136	肘关节
127	腹股沟	136	胸椎
127	胰腺	137	髋关节
128	前列腺、子宫、阴道、尿道	137	肋骨
128	十二指肠	138	血压区
128	盲肠、阑尾		
129	横结肠		
129	乙状结肠		

第三章 按按足得健康

140	**足部穴位及反射区**	150	胆囊
		150	胃
140	足底穴位及反射区	151	胰脏
140	肾上腺	151	十二指肠
140	腹腔神经丛	151	小肠
141	肾脏	152	盲肠和阑尾
141	输尿管	152	回盲瓣
142	膀胱	153	升结肠
142	额窦	153	横结肠
143	三叉神经	153	乙状结肠和直肠
143	脑垂体	154	肛门
144	颈项	154	生殖腺（足底）
144	鼻	155	降结肠
145	大脑	155	失眠点
145	小脑、脑干	156	血压点
146	眼睛	157	足内侧反射区
146	耳朵	157	颈椎
147	甲状腺	157	胸椎
147	肺和支气管	157	腰椎
148	斜方肌	158	骶椎
148	心脏	158	内尾骨
149	脾脏	159	前列腺或子宫
149	肝脏	159	尿道（阴道或阴茎）

159	内侧坐骨神经	165	下颌骨
160	内侧髋关节	166	扁桃体
160	直肠、肛门、括约肌	166	咽喉
		166	气管、喉部
161	足外侧反射区	167	胸部淋巴结
161	肩关节	168	内耳迷路
161	手臂	168	乳房、胸部
161	肘关节	169	膈、横膈膜
162	膝关节	169	内侧肋骨、外侧肋骨
162	外尾骨		
163	生殖腺（足外侧）	170	腹股沟
163	外侧髋关节	170	解溪
164	下腹部	171	上身淋巴系统
164	外侧坐骨神经	171	下身淋巴系统
165	足背反射区	172	肩胛骨
165	上颌骨		

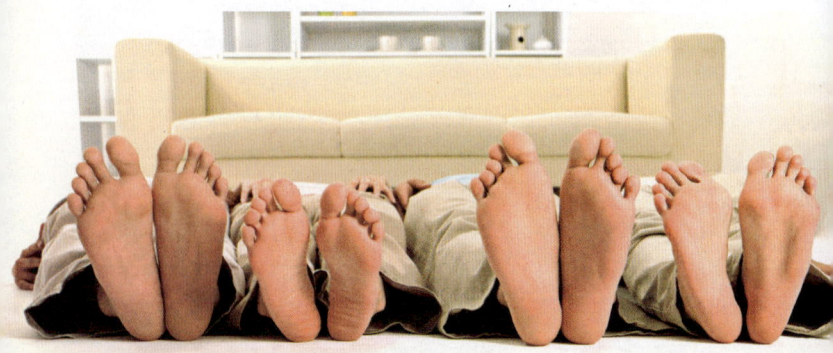

第四章 手足按摩特别有效的病症

页码	病症
174	高血压
175	低血压
176	心律失常
177	慢性胃炎
178	偏瘫
180	便秘
182	消化不良
183	慢性腹泻
184	胃酸过多
185	呕吐
186	食欲不振
187	慢性胆囊炎
188	小儿腹泻
189	脂肪肝
190	高脂血症
192	糖尿病
194	小腿抽筋
195	中暑
196	疝气
197	牙痛
198	口腔溃疡
199	慢性鼻炎
200	慢性咽炎
201	过敏性鼻炎
202	近视
203	弱视
204	耳鸣
205	咳嗽
206	感冒
208	慢性支气管炎
209	支气管哮喘
210	神经性头痛
212	三叉神经痛
213	坐骨神经痛
214	面瘫
216	胃肠神经官能症
217	下肢静脉曲张
218	健忘
219	排毒
220	疲劳综合征
221	落枕
222	眩晕
224	失眠
226	颈椎病
228	贫血

229	肩周炎	236	前列腺炎
230	足跟痛	237	遗 精
231	骨质疏松	238	阳 痿
232	腰肌劳损	239	早 泄
233	关节炎	240	胸 闷
234	腰酸背痛	242	更年期综合征
235	荨麻疹	244	自汗、盗汗

第五章 手疗足疗增强体质

246	增强免疫力	252	养心安神
248	益智健脑	254	益肾生精
249	提神醒脑	255	舒缓压力
250	神经衰弱	256	增强胃动力
		257	增强心功能
		258	手足凉

第六章　手疗足疗美容美体

260	美白嫩肤	268	乌发固发
261	祛痘	269	减少头屑
262	祛斑	270	丰胸
264	美唇	271	美腿
265	防皱	272	肥胖
266	消除法令纹	274	纤腰
267	消除额纹		

第七章　手疗足疗呵护女性健康

276	月经不调	290	产后少乳
278	痛经	291	产后尿频
280	闭经		
281	经前乳房胀痛		
282	逆经		
283	盆腔炎		
284	白带增多		
286	崩漏		
287	子宫肌瘤		
288	子宫脱垂		
289	不孕症		

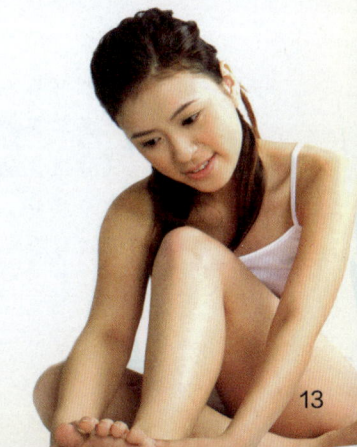

292	附录
292	左手掌反射区示意图
293	右手掌反射区示意图
294	左手背反射区示意图
295	右手背反射区示意图
296	手针穴位图1
297	手针穴位图2
298	手掌生物全息图
299	手背生物全息图
300	右足底反射区图
301	左足底反射区图
302	足背反射区图
303	足内、外侧反射区图
304	足部生物全息对应图

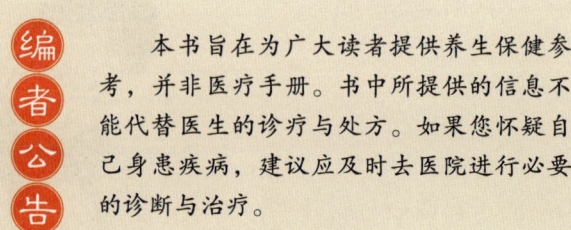

编者公告

本书旨在为广大读者提供养生保健参考，并非医疗手册。书中所提供的信息不能代替医生的诊疗与处方。如果您怀疑自己身患疾病，建议应及时去医院进行必要的诊断与治疗。

不可不知的
手足按摩基本常识

BU KE BU ZHI DE SHOU ZU
AN MO JI BEN CHANG SHI

手是内脏的晴雨表，足是脏腑的连接器，人的一只手有79个穴位和反射区，整个足部有66个穴位，都与人体经络相通，对身心健康有着举足轻重的作用，手足上的穴位自然而然成为健康的主宰者。想要主宰自己的健康吗？那就从认识手足穴位按摩开始吧！

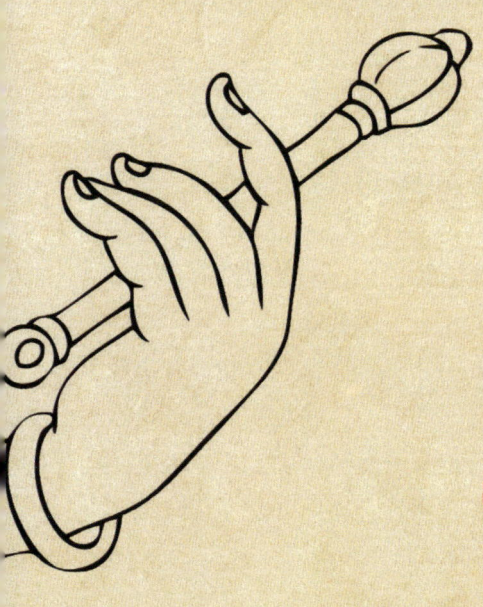

认识手疗与足疗

❀ 什么是手疗

手是人体的重要部分。经常活动和按摩双手,不但能调节全身功能,还可强化脑功能延缓衰老,起到防病治病及保健作用。

手疗是中医学的重要组成部分,是一种传统的医学疗法,深受广大群众喜爱。它通过手部的经穴、经外奇穴、手部全息反应区等部位,进行按摩、手浴等不同形式的刺激,以疏通经络,益气活血,达到养生保健、防治疾病的目的。

手是内脏的晴雨表,手部穴位病理反射区是神经聚集点。人的一只手正反面有79个病理反射区和治疗穴位,适用于手部穴位病理按摩。在这79个穴点中,手中心部位有39个,手背部位有40个,双手穴点相同。

因此,只要准确地、不断地按摩手部穴位病理反射点,就会使内脏不断受到良性刺激,而逐渐强化其功能,达到防病治病的功效,这也就是手部穴位病理按摩的简单原理。

什么是足疗

所谓足疗，是借由足部病理反射区所反映的病理反应现象，加以刺激，透过经络、神经、体液的传达，使内脏产生普遍性或全身性的自动调节作用，以达到阴阳平衡、气血顺畅、生理功能恢复常态的健康状况。

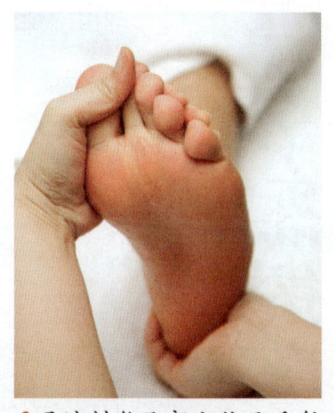
通过刺激足部穴位及反射区达到保健目的。

人体重要经络或是起源于足底，或者终止于足底，与特定脏腑相连接，主管特定功能，通过按摩足部，使循行于足部的经络得以疏通，从而促进足部和全身的血液循环。由于血液循环量的增加，从而调节各内分泌系统的功能，促使各内分泌腺体分泌各种激素，这些激素均能促进新陈代谢，使机体保持在一个良好的状态。

整个足部有60～70个穴位，这些穴位与人体经络相通，通过对穴位的刺激，经过经络传感到各器官，就能起到补益、疗疾、强身和健体等多方面作用。

手部按摩常用工具

◎ 圆珠笔

可用圆珠笔略尖的一端以适度的力点压穴位,日常工作中使用比较方便。

◎ 梳子

用梳子进行按摩,可同时刺激多个穴位,可作快速敲打,以促进血液循环,缓解疲劳。也可按住不动,停留1~2分钟,持续刺激穴位。用梳子手柄部尖端,以适度的力点压穴位,用于关节附近穴位,能够增强刺激力度,加快疗效。

◎ 夹子

用夹子夹住穴位或疼痛部位,可达到同捏法一样的治疗效果。应避免在同一部位夹时间过长。

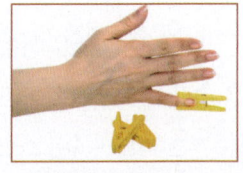

◎ 木棍

选一根表面光滑的木棍,将木棍放

在墙上，手放在木棍上来回滚动，可以刺激手掌穴位，达到按摩的效果。

❀ 热水袋

与电吹风相比，热水袋安全方便，但是移动性较弱。把热水袋用毛巾包好，放于疼痛部位可缓解疼痛。

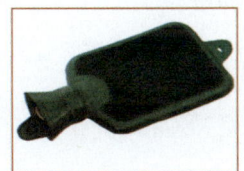

❀ 铅笔

选一只较长的铅笔，两手掌夹紧铅笔来回搓动，可对手掌多个反射区同时按摩，随时都可应用，可用圆珠笔、钢笔、筷子代替铅笔。

❀ 钥匙

以手指做指压时，不能好好使力者，可以利用钥匙来刺激穴道。一般来说，钥匙压住穴道部分的面积较广，刺激力度较大，效果较明显。

❀ 网球

用手掌夹住网球，然后在掌心来回做运动，这样可以达到刺激穴位的目的。也可选用其他适合的球类代替。

❀ 浴刷

同梳子效果一样，能增强血液循环，可代替摩法、擦法等按摩手法。但要保持力度适中，避免划破皮肤。

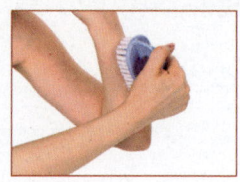

❀ 软毛刷

用软毛刷对手掌进行按摩，刺激大面积反射区。

❀ 米粒

将米粒用胶布固定在疼痛部位，可以随时随地做按摩。用王不留行子代替米粒效果会更好。

❀ 套环

将套环套在拇指或食指上，然后手指之间相互按压。这样，指尖可以受到套环的刺激，从而促进血液循环，尤其适用于手凉的人。

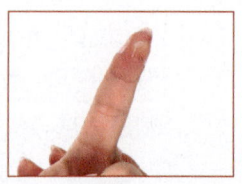

❀ 冰块

手部因扭挫伤或擦伤导致发热时，或者严重的肩部疼痛时，冷敷比热敷效果要好些，用冰袋、冷毛巾皆可。

❀ 电吹风

电吹风吹出的热风可以代替热敷和艾灸的效果。但一定要距离皮肤15厘米左右，以免烫伤，可沿经脉走向吹。

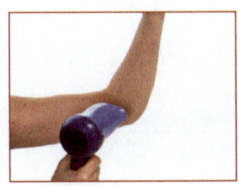

❀ 核桃

通常用手握住两个核桃，用手指的运动带动核桃相互摩擦转动，达到锻炼手指灵活性的按摩效果。经常运动手指还有健脑益智的作用。

❀ 梅花针

取梅花针轻叩手背皮肤，由指尖沿着手指直线向手腕处叩击，每日一次，手法不宜过重，每次叩击以手背皮肤达到温热即可。此法可活络行血，保持手部健美。

❀ 戒指或指环

可用戒指、项链及手链的坚硬突起部分按压手腕及手指周围的穴位。

🏵 牙签

可单用一支牙签的圆钝端点按穴位，以增强其渗透力。也可将牙签绑成一束，对穴位进行按摩，增强按摩效果。可以将牙签尖的和圆的部分分开应用，刺激不同的部位。

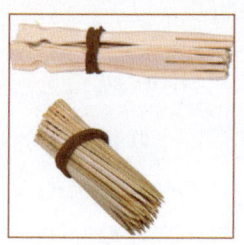

🏵 香烟或艾卷

用点燃的香烟或艾卷直接灼熏手部需要施治的部位，以达到治疗的效果。这种方法通常被称为烟灼熏法。

🏵 木槌

手部或肩背部、大腿等区域较大的部位，用木槌击打，可以缓解疲劳，疏通筋骨。力度应由轻到重，不可用暴力。

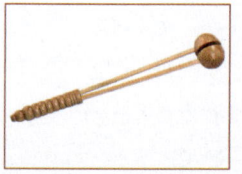

🏵 细铁棍

用细铁棍较尖的一头，按压手部穴位，加大对穴位的刺激力度，达到更好的按摩保健治病等功效。

手部按摩基本手法

❁ 点法

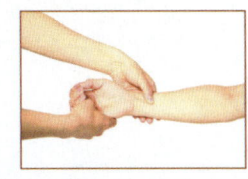

定义/ 用指端、肘尖或屈曲指关节突起部位按压手部穴位的方法称为点法，常与按法、揉法配合应用。

操作要领/ 用点压准确、不可滑动，操作持久有力，力度由轻到重，逐渐渗透至肌肉深层，以有酸麻胀痛感为宜。

应用部位/ 要求力度大而区域较小的穴位。

作用/ 通经活络，消积破结，解除痉挛。

❁ 按法

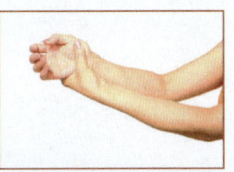

定义/ 以手指尖端或指腹平压于手部穴位上，逐渐用力加压的手法叫按法。常与点法、揉法配合应用。

操作要领/ 垂直按压，固定不移，由轻到重，稳而持续，忌用暴力。

应用部位/ 手部较平坦的穴位。

作用/ 疏经通络，散寒止痛。多用于慢性疾病的治疗。

❀ 推法

定义／用指掌、手掌或掌根、大鱼际、小鱼际、单指、多指置于一定部位，进行单向直线推移称为推法。

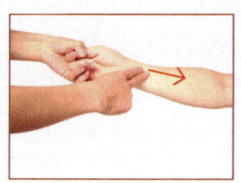

操作要领／指掌或鱼际紧贴体表，平稳、持续、缓慢地进行单向直线移动。

应用部位／手部纵向长线穴位或沿手指各侧推动。

作用／疏经活络，祛瘀消滞，健脾和胃，舒筋理肌。多用于慢性劳损性疾病。

❀ 摩法

定义／以指腹或掌贴于手部穴位，有节律地做环行摩擦的手法称摩法。

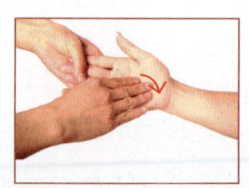

操作要领／摩动时用力均匀，动作轻柔。指摩宜轻快，掌摩稍重缓。

应用部位／多用于手部较开阔的部位及其他手法的结束放松调整。

作用／多用于老年病、慢性病、虚症等病。

擦法

定义 / 以指腹、掌根或大小鱼际，紧贴皮肤做快速往返的直线运动，使之产生一定热量的方法称擦法。

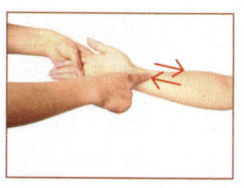

操作要领 / 操作时要做到轻而不浮、重而不滞，力度适中平稳，以不使皮肤起皱为宜。

应用部位 / 顺手部骨骼分布的穴位。

作用 / 温经通脉，行气活血。多用于慢性寒症。

理法

定义 / 用双手拇指或单手拇指、中指、食指沿经络循行部位，或指腱等处施以夹持捋理的方法。操作时按摩者将食指、中指屈曲如钩状，双手夹住被按摩者一指，从指根部向指尖方向捋顺。

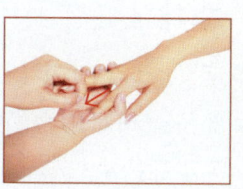

操作要领 / 一松一紧，循序移动，松紧适中。

应用部位 / 双手十个手指从指根部到指尖。

作用 / 疏风散寒，行气活血，通络止痛等。

❂ 抖法

定义 / 用双手握住被按摩者的腕部做上下左右的小幅度摆动，使波动感上传至肩肘部。

操作要领 / 操作时，按摩者腰部要稍向前弯曲，被按摩者上肢或下肢要放松，并将肢体向外伸展。抖动速度约10秒完成一次，反复做6~7次即可。

应用部位 / 此法多用于上肢疾病。

作用 / 通利关节，放松肌肉，增强人体身体功能。

❂ 捻法

定义 / 以两个手指对捏住施治部位，相对用力做搓揉动作的手法称捻法。

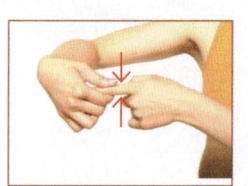

操作要领 / 操作时频率要快，力度适中，要做到轻而不浮、重而不滞。

应用部位 / 应用于小关节处。多用于关节病症。

作用 / 疏经通络，活血止痛。

❂ 拔伸法

定义 / 沿肢体纵轴方向，在关节两端用力做相反方向的牵拉、牵引动作，使关节间隙增大的手法称拔伸法。

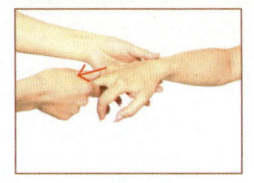

操作要领 / 操作时两手协调用力，沿关节纵轴方向牵拉，切忌强拉硬牵、强求关节出现弹响声。

应用部位 / 手部各关节处。

作用 / 行气活血，疏经通气，放松关节。

❁ 掐法

定义 / 以指端甲缘重按穴位，而不刺破皮肤的方法称掐法。又称切法、爪法，是手部按摩手法中刺激最强的一种方法。

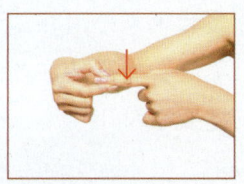

操作要领 / 为强刺激法，手指垂直用力掐手部穴位，用力由轻到重，时间要短，避免掐破皮肤。

应用部位 / 多用于关节处和指端穴位。

作用 / 开窍醒神，回阳救逆，兴奋神经。

❁ 摇转法

定义 / 使手部指关节、腕关节做被动均匀的环形运动的手法，称为摇转法。

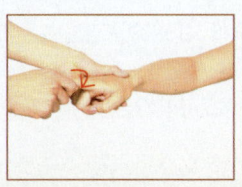

操作要领 / 一手固定关节,一手进行环形操作,切忌单方向用力,以免损伤关节。可先用拔伸法、捻法以放松关节。

应用部位 / 手部各关节。

作用 / 滑利关节,解痉放松,消除疲劳。

🌀 搓揉法

定义 / 搓揉法包括指搓揉法和掌搓揉法。指搓揉法是用手指腹和手掌贴附在施治部位,轻柔缓和地旋转搓揉的方法;掌 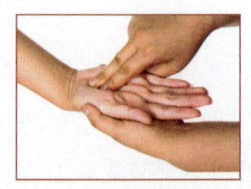 搓揉法是用手掌大鱼际或掌根部,附着于治疗的部位,做环旋揉动的方法。

操作要领 / 操作时要求指掌紧贴体表,用力稳健,速度缓慢均匀,保持在同一层次上推动。推行的方向沿手部的骨骼方向施行。

应用部位 / 一般用于手部纵向长线实施,或沿指向各侧施行。

作用 / 调和气血,祛风散寒,行滞化瘀。

🌀 压法

定义 / 所谓"压"的手法,是普遍使用的穴位刺激法，就是利用容易施力的大拇指或食指、中指长时间按压穴位。

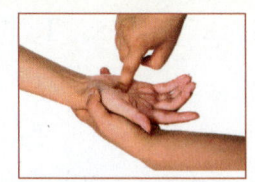

操作要领 / 注意指压时要配合独特的呼吸法，即指压时呼气，停压时吸气。

应用部位 / 用于手部平坦的区域，多用于慢性病的治疗。

作用 / 补充能量，促进情绪由抑郁恢复至正常，也能抑制亢奋和过度兴奋的情绪。

❁ 揉法

定义 / 以拇指或中指指腹按于手部穴位上，腕关节放松，用前臂的运动带动腕关节和手指，做轻柔缓和的旋转揉动的手法叫揉法。常与按法、点法配合应用。

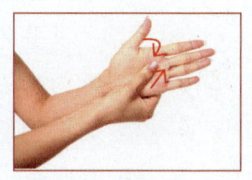

操作要领 / 指、掌皮肤与穴位处的皮肤相对位置不变，做有节律、速度均匀的环形运动，用力轻柔、和缓，由轻到重。

应用部位 / 应用范围广泛，适用于多数穴位。

作用 / 温经散寒、消肿止痛、宽胸理气、消食导滞。多用于慢性、劳损性疾病和虚证。

手部按摩祛病原理

❁ 手部诊断按摩是我国传统医学的宝贵遗产

手部诊断按摩疗法是我国传统医学的宝贵遗产，是我国广大劳动人民和历代医学家在与疾病长期斗争及医疗实践中，通过反复的摸索、验证、总结后所创立的一门独特的诊疗方法。

这种方法简单直观，经济实用，更具有早期诊断的特点，能使疾病得到及时治疗，将疾病消灭在萌芽状态，适宜推广普及。

手部诊断按摩疗法是以祖国传统医学为理论基础，以反射学原理为依据，通过手部的经络与全身脏腑、组织、器官联系进行的。同时，根据生物全息律原理，手部各反射区反映了人体各器官的相应信息。也就是说，当全身的脏腑、组织、器官出现病变时，疾病的信息就会从手部反映出来。

因此，对手部的反射区或穴位进行按摩刺激，就能获得治疗信息的能量，继而通过经络的传递，调动和激发机体的免疫力和自我修复能力，调节脏腑、组织、器官的生理能力，使病体得到康复。

❀ 手部按摩作用于整个人体

早在两千多年前，我国古典医学著作《黄帝内经》就认为人体局部与整体是辩证统一的，各司其职，有着不同的生理功能，共同维持着人的生命。而手作为人体的重要部分，由54块骨及多个关节、肌肉、韧带组成。手部有极为丰富的毛细血管网和末梢神经，其中包括344个穴位，70多个反射区。手三阴经从胸走至手，手三阳经从手走至头，脏腑、组织、器官的生理变化都能够反映到手部，因此，人们常称手为"第二大脑"、"又一心脏"及"女人的第二面孔"。

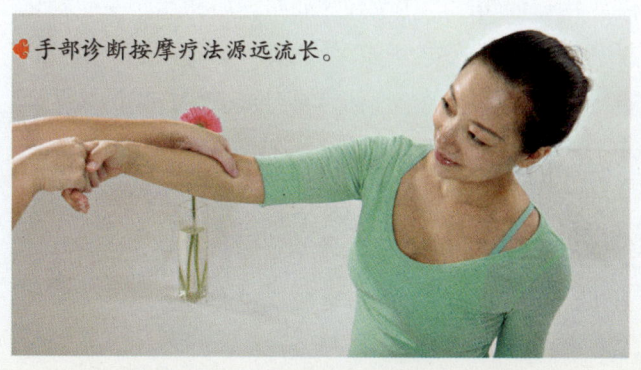

❀ 手部诊断按摩疗法源远流长。

根据中医的整体学说和生物全息律学说，脏腑、组织、器官的生理变化都能反映到手部。经常活动和按摩双手，不但能调节全身功能，还可强化脑功能，延缓衰老。这在保健强身中具有重要作用。

经常活动双手和按摩双手可起到防病治病及保健作用。经常摩擦按揉双手，可改善人体全身血液循环，使循环系统畅通，防治高血脂、心脑动脉硬化等多种心脑血管疾病。

经常按摩双手之大小鱼际，可以宣肺防咳、理脾调肝、明目益智、促进心脏功能正常；按揉五指可以防治脑动脉血管硬化。

❀ 手部按摩是一种自然疗法

外源性的化学药物，大多既有治疗作用，又有毒副作用。而按摩等传统疗法使机体应激性产生生物化学和生物物理改变，被称为内源性药物因子。由于这种因子是机体接受治疗信息自身调节所产生的物质，不但对人体无害，而且更能起到外源性药物所发挥不了的作用，出现意想不到的治疗效果。手部按摩所产生的内源性药物因子在抗感染方面的种类很多，实际上，对人体的巨经络系统、微经络系统、全息区等的物理刺激都可以调动和活跃人体的免疫系统，从而提高机体的抗病能力。

手部诊断按摩疗法是运用物理方式(手或按摩器具)刺激双手反射区,调节人体各脏腑、组织、器官的生理功能。如在治疗穴区可用拇指或食指以轻、柔、缓、慢的指力进行按揉;按揉时可走直线也可用画圈的方式;初次按揉后若局部出现酸、微痛、胀等感觉,这是指力大的缘故,应减轻力度;按压可以随时随地进行,所以它具有简单、直观,易学、易掌握、易操作,无毒副作用,不受时间、地点、环境设备等条件限制的优异特点和便捷性,适合各阶层人士广泛采用,因此,这种疗法已日益受到人们的欢迎,被誉为不花钱的"家庭小医院"。

医者运用各种手法技巧,在患者手部反射区反复按摩刺激,直接发挥了平衡阴阳、行气活血、化瘀止痛、祛风散寒、清脑宁神、开通闭塞、软坚散结、祛

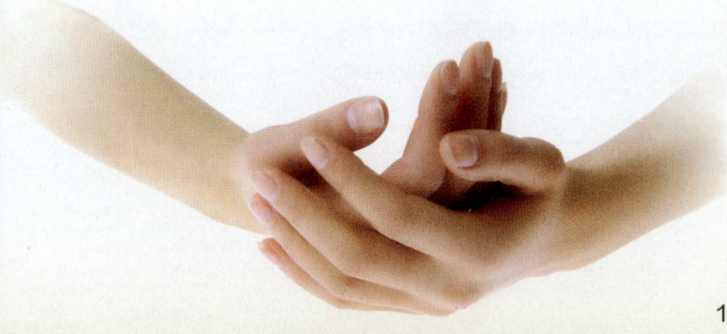

邪扶正的作用。

另一方面，应力也可转化为"能"，渗透到体内，改变其相关的系统功能，这种"能"可作为信息的载体，通过反射区——腑腑、组织、器官的传导，反射性地影响津液、气血、营卫、脑髓、脏腑，以及神经、情志等生理活动和心理状态，从而起到对全身整体性的调治作用。

手部按摩有着乐观的现状和前景

目前，我国经济发展尚不平衡，医疗条件尚不完善，有些地区甚至缺医少药，特别是在农村和边远地区。推广普及手部按摩，更具有全民健身的现实意义。为了使更多的人学习掌握这种方法，我们在挖掘祖国医学宝藏、继承传统手疗的同时，又汲取了当代国内外各学派的优点。随着时代的发展，尤其是世界范围内反射学在医学领域的长足进展，生物全息律在医学领域里也有了多学科突破，相关学科的交叉融合，使人们逐渐创立出多种手部疗法。如手功疗法、手针疗法、手浴疗法、手印疗法和手部按摩疗法。

最近几年来，足部反射区按摩疗法的广泛应用，又为手部诊断按摩疗法充实了新的理、法、方、技，促进了该学科的进展。

健康的手皮肤明亮，红润有光泽，富有弹性。手掌厚实柔润，纹理均匀，五指挺直且可并拢，指节圆润有力，指尖圆秀、健壮。

❀ 望手掌形态诊病

◎大鱼际处青筋突起，提示可能脾胃虚寒，多容易患腹泻等疾病。如果是急性腹泻，则有时青筋突起会更加明显。

◎手掌的肾反射区有明显压痛，较容易出现泌尿生殖系统疾病。

◎手掌肌肉厚而无力，弹性差，多提示易疲劳，精力欠佳。

◎手掌软薄而无力，有可能因精力衰退，体弱多病所致。

◎手掌硬直而瘦者，可能是消化系统功能减退。

❀ 望手掌色泽诊病

正常掌色

◎在一般的情况下，女性手掌的颜色相对较为浅淡，男性手掌颜色相对较为深浓。

「望手诊病的方法」

◎一个人所处的地理环境不同，其手掌的颜色也会有较大的差异。如在高原条件下工作、生活的人，其手掌的颜色常较淡；而在我国南方工作、生活的人，其手掌的颜色则较红。

◎季节、气候之不同，其手掌的颜色也会出现相应的变化。如春季其掌色一般偏青，夏季一般偏红，秋季一般偏白，冬季一般偏暗黑。

◎长期吸烟的人，其手掌部颜色常呈黄色改变；手上佩戴金饰品过多的人，有时其掌色亦呈黄色改变。

◎某些人由于罹患皮肤病，其整个手掌颜色常呈潮红色改变，虽然是病理性改变，却将反映其内脏病变的色泽掩盖在内，使之难以显露。

异常掌色

白色手掌

手掌色白，提示寒证、气虚或者气郁。

◎若见整个手掌呈白色改变，提示罹患营养不良症、贫血症、瘀血症、心脏病、高血压、痛风等病症。

◎若见掌面呈局限性白色斑点改变者，提示体内有慢性疼痛性炎症。

◎若见红白相间者，则提示炎症重。

黑色手掌

◎若见掌色呈暗褐色改变，提示罹患肾病。

◎若见掌色呈全黑色改变，提示肝脏有问题。

◎若见掌色呈黑褐色改变，提示罹患肠胃病。

◎若见手掌和手指全部被一层黑气覆盖，提示血脂过高，同时也说明运动较少，新陈代谢减慢，体内代谢产物瘀滞而无法排出，易得疲劳症。

◎若见手掌呈纯黑色改变，提示患有恶性疾病，常见于恶性肿瘤放疗、化疗后。

◎恶性肿瘤后期患者见手掌指呈现黧黑改变，提示其毒素已经弥漫至四肢末梢，为晚期之征兆。

青白色手掌

◎手掌呈青白色多为炎症所致，常伴有对应器官的疾病。

◎手掌呈青色，提示患有瘀血性疾病，风寒、疼痛。

◎手掌呈青紫色或青暗色，表明末梢循环、微循环不畅，容易出现心、脑血管栓塞。

◎鱼际处色态发青，表明有心肌供血不足，严重者整个大鱼际色态发青，甚至紫暗。

★经常观察自己的手掌气色，可了解近期的健康状况。

黄色手掌

◎手掌呈黄色，表示脾胃虚、阴阳失调。

◎手掌呈黄褐色，一般提示病程较长的慢性疾病，久治不愈，代谢障碍。

◎手掌呈金黄色者，提示有肝脏疾病。

◎手掌黄中带咖啡色，多为肿瘤信号，注意反射部位的脏器病变。

◎手掌呈土黄色，多为癌症患者，经用"化疗药"后，到一定程度双侧掌指熏黑，说明毒素已弥漫四肢，为晚期邪毒浸淫。

红色手掌

手掌红色，为阳证、热证、炎症、出血症。

◎浅红色表示疾病初起、发热。

◎浅红有白色外带光环在肾反射区者，提示患有肾结石。

◎手掌呈绛红色，提示心火旺盛。

◎手掌呈暗（灰）红，提示患有慢性器质性疾病，多属阴虚、肾虚。

◎手掌呈鲜红、红里透出白点的，是冠状动脉硬化的前驱体征。

◎两手大小鱼际呈红色斑片或斑点，或零星斑驳(俗称肝掌)，多见于肝硬化和肝癌。

◎若呈紫黯色，说明病情已迁延或肝细胞大部分损害。

青色手掌

中医学认为,手掌色青,主寒、主痛或主气滞血瘀。

◎若见掌色呈暗青色改变,伴掌心凹陷,提示肝气瘀滞。

◎若见掌色呈青绿色改变,提示血液循环不良,或者心脏传导系统出现问题。

◎若见掌色呈青蓝色改变,提示肠道功能障碍。

◎若见掌色呈青砂色改变,提示应用金、银制剂过量。

◎若见掌色呈青色改变,提示罹患肾病或贫血。

观掌纹变化诊病

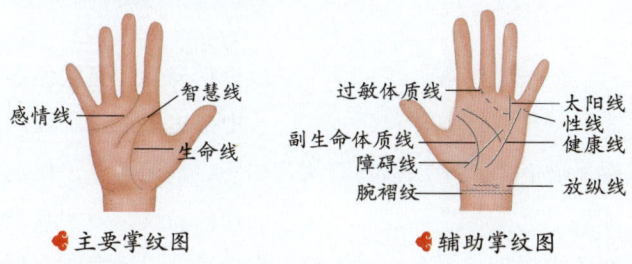

🌱 主要掌纹图　　　　🌱 辅助掌纹图

生命线

观长短

生命线过长,延伸到食指下方,或生命线长而末端分叉,一支延伸到食指下方,一支延伸到食指与中指间、指缝处,均提示消化系统功能较弱,消化吸收异常。而对于呼吸系统功能的强弱,则主要是通过观察生命线上的杂纹来判断的。

观杂纹

◎生命线上出现链锁状纹。整条生命均呈链锁状,提示体弱多病;生命线上端出现链锁状,指青少年时期身体不佳;生命线下端出现链锁状,提示中老年时期健康不佳。

◎生命线走行出现许多横断纹。如双手生命线在同一地方中断,揭示体内患有严重病变;如果生命线中断处如出现星纹,是将突发重病的报警信号。

◎生命线尾端出支线并成三角形。提示晚年易患心血管疾病。

◎生命线上出现岛纹。单个岛纹提示易发生出血性疾病、外伤或将动外科手术;上、中部出现连续岛纹,提示患有胃或十二指肠溃疡。如岛纹是黑褐色,提示溃疡已恶变;生命线起点出现淡褐色岛纹,揭示呼吸系统出了毛病。生命线下端出现岛纹,提示患有前列腺或子宫疾病。

◎生命线下端出现羽毛状纹。生命线与性激素分泌水平相关,提示七情郁滞,体能衰弱,如妇女则易患不孕症。

◎生命线下端出现单边毛状线。即箭尾羽毛状线出现在一侧,就是在提示身体虚弱,容易劳累。

◎生命线上出现斑点和杂色。生命线上出现红色小斑点，提示患有热性病；生命线上出现绿色小斑点，提示患有肺炎；生命线上出现黑色小斑点，提示消化道出了问题；生命线呈现青色或白色时，提示体力较差，有贫血或瘀血的现象。单纯青色还提示消化、吸收、营养很不正常；生命线上出现紫色，提示病毒已侵到血液，或感染了梅毒疾病；生命线呈现出过分艳丽的绛赤色，则为肝火旺盛，是功能亢进的象征。

◎生命线上出现十字纹。生命线上的任何一段，若出现十字纹紧紧依附生命线旁，多是提示机体抵抗力较差，随时可能发生疾病。如果生命线末端以十字纹终结者，其预后多不良。

智慧线

观长短

◎若是智慧线深长，延伸到小鱼际，这类掌纹的人，平时精神集中，常高度紧张，不容易放松，所以经常性地出现抑郁情绪，同时，揭示该人可能患五官疾病。例如结膜炎、假性近视、色盲、中耳炎、鼻炎等症。

◎智慧线太长，超过无名指下中心点，提示该人精神不好，常常会做出越轨的事；若见智慧线平直而短，具有这类掌纹的人,平常多情绪急躁,好冲动,容易罹患心脑血管疾病,如脑出血、脑瘤、心脏病等症(图1)。

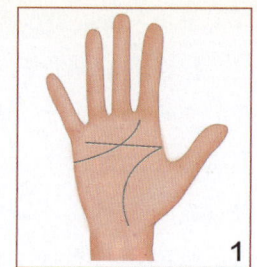

观走行

◎智慧线在中途断裂,是脑、神经系统失常的信号,因发高烧使脑功能受损、患有严重神经衰弱的人都会在智慧线上出现这种手纹。出现智慧线断裂的人应当多和社会接触,找朋友谈谈心,减轻一些心中的郁闷,尽早求得心理平衡,以避免患上严重的精神类疾病。

◎智慧线出现断断续续,提示此人因心理紧张而致神经衰弱,易患失眠头痛等症,或为脑震荡后遗症;平时妄想症较深,精神支柱相当脆弱,发展下去是妄想型精神病的预兆,应及早反省自己的情绪和神态(图2)。

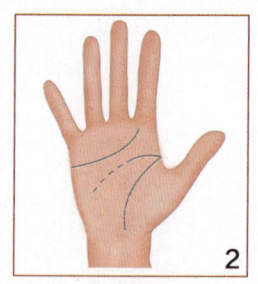

◎智慧线末端分叉,具有这类掌纹的人,多提示近期休息不好,神经衰弱,长期下去可能会出现心血管方面的疾病。

观颜色

◎智慧线上出现赤红颜色,提示易患高血压,有脑出血倾向。

◎智慧线上出现青白颜色,提示气血不足,易患贫血。

◎智慧线上出现苍白色且有黑点,提示易患脑血管疾病。

观纹路

◎如果智慧线行走呈波浪状纹,提示该人已患精神类疾病,常表现为思维混乱,注意力不集中。

◎智慧线行走呈大弧度下甩,末端与生命线相交,揭示该人性情怯懦,常常陷于困惑忧郁状态中无法自拔,易患抑郁症。

◎智慧线上出现明显的十字纹时,提示该人易心慌心悸,正气不足,胆气怯弱,易出现惊恐不安等症。

◎智慧线上出现羽毛状纹线,提示该人体能较差,韧性不足,容易疲劳。

感情线

观长短

◎感情线短于标准的人,循环系统可能有问题,一般患有各种先天性心脏疾病,心脏如有其他病变的人,感情线均较短。

◎如果感情线长于标准,延伸到食指和中指之间,则提示该人心脏强健有力;如感情线超长,一直达到食指下方，则又是坏的预兆了，提示该人应该警惕高血压（图3）。

观走行

◎感情线在小指的下方发生断裂现象，而且断裂口距离稍远，提示该人易患肝胆方面疾病。

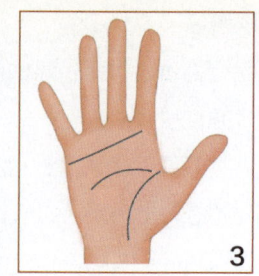

◎感情线在运行中发生多处寸断现象，提示该人心脑血管均有病变。

◎感情线在无名指下方位置被两条短直而粗重的立线切过时，提示该人患有高血压病，另外，患有右心室肥大的患者亦有此线。

◎感情线在运行中被多条短主线一一切过时，提示该人身体状况较差，要警惕心脏和肝脏方面的疾病。

◎感情线曲折，提示生活不安定，体力消耗严重；感情线呈梯形小线，提示身体状况恶劣，易罹患重病；感情线末端环绕拇指形成一条弧线，则提示老年少病痛。

观纹路

◎感情线在中指根下出现岛纹，不仅提示该人患有心脏病，而且还极有可能会出现心

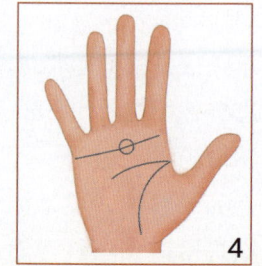

肌梗死（图4）。

◎感情线在无名指下方出现岛纹。由于无名指是用于判断神经系统（包括视觉中枢神经）的健康状况，感情线如果在无名指下方出现岛纹则提示该人可能要患眼疾。

◎感情线在其他部位出现岛纹。提示该人已有视神经病变，血管系统方面要警惕静脉瘤。

◎感情线下端出现许多羽毛状虚线，提示该人心脑血管方面已有病变。

◎感情线呈链锁状或波浪状，提示该人容易患心脑血管方面的疾病，应提早进行防治（图5）。

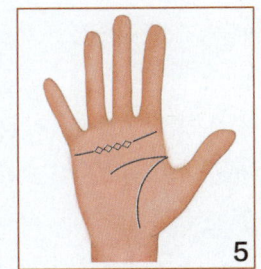

◎感情线下部若见蛇形支线，提示此人体力和精力被长期消耗，易早衰或罹患虚损性疾病；感情线若见数条向上延伸的支线，提示体力充沛、精力旺盛；感情线下部若见数条细小支线，提示体能较差，易疲劳。

观颜色

◎感情线上出现黑点，提示该人心脏功能较差、心律失常。

◎感情线呈赤红色，手掌皮肤较干燥，揭示该人易患高血压、脑血管病变。

◎感情线呈灰色而干枯,提示该人肝脏已发生病变。

健康线

观长短

◎健康线呈一条短深的线,并切过感情线、智慧线当中,提示该人已出现脑力劳动过度的预兆。

◎健康线末端接触生命线,说明该患者人已有心血管病。如健康线末端穿透生命线,说明该人心脏功能较差(图6)。

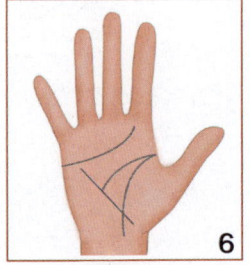

观走行

◎健康线为断断续续的纹条,是提示该人的消化系统出现紊乱症状(图7)。

◎如果女性健康线向月丘下部或金星丘下部延伸,并且在该处中断,说明该人患有寒证。

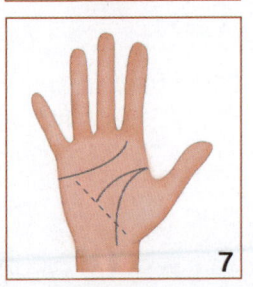

◎健康线起点不在感情线下方小指和无名指中间附近,而是在手掌边缘并形成众多的乱纹时,属于起点紊乱,提示该人因生活不规律而损伤体力。

◎健康线走向呈蛇形状,提示该人患有消化系统方面的疾病。

观纹路

◎健康线上出现暗褐色岛纹，提示该人已患有癌症。

◎如果健康线上有许多岛纹并形成链状时，提示该人呼吸系统疾病比较严重。

◎健康线与智慧线交叉点出现岛纹，是神经官能症的预兆。

观颜色

◎健康线上出现红色或黑色斑点，提示该人可能暴发急性病。

◎健康线呈蓝黑色，是凶兆，提示该人会发生严重的循环系统疾病，应立即就医。

❀ 望手指诊病

◎手指比较肥胖，甚至指关节的肌肉也见突起的人，容易疲劳，易患高血脂、脂肪肝等病。

◎手指形如鼓槌，指端较粗，指根较细的称为杵状指，多见于先天性心脏病或肺气肿病。若两拇指出现杵状指，多为痛风病人。

◎手指呈汤匙状，多见于心脑血管病、高血压和糖尿病等患者。

◎手指呈圆锥形，多见于胸部疾病患者。

◎手指细长如竹节的人，体质较弱，易患消化系统疾病。

◎拇指顶端近指甲处出现透明硬蚕样圆点，提示有痔疮。

◎手指指腹颜色暗红或青紫色，常提示末梢循环不好，血液回流不畅，多有心脏病症。

望手指——关联脏腑诊病

拇指：反映肺脾功能，主后头痛

◎正常拇指长短均匀，圆长健硕，直而不偏。

◎过分粗壮显示易动肝火，易出现眼涩、口苦、心情烦躁，宜多食绿色蔬菜，补充维生素。

◎扁平薄弱显示少年时期体质差，易患神经衰弱，建议晚上睡前喝牛奶。

◎上粗下细表示吸收功能差，身体瘦弱不易肥胖，平时要多食易消化食物，可以少食多餐。

◎上细下粗显示吸收功能好，减肥较难，如果要减肥，则应严格控制热量摄入。

食指：反映肠胃功能，主偏头痛

◎食指苍白瘦弱显示肝胆功能差，消化功能差，易疲倦，要多食碱性食品。

◎第1指节过长显示健康欠佳。

◎第2指节过粗显示钙质吸收不平衡，骨骼牙齿多较早损坏，要注意补充钙质，必要时加服钙剂。

◎第3指节过短提示易患神经方面疾病。

◎指头偏曲，指节缝隙大，易患消化系统疾病，特别易患大肠疾病，要增加膳食纤维的摄入。

中指：反映心血管功能，主头顶痛

◎中指苍白细小提示心血管功能差，注意家族遗传病。

◎中指偏短提示易患肺肾疾病。

◎第2指节过长提示钙质代谢差，选择钙剂时要选易吸收的，否则易造成钙质沉积形成结石。

无名指：反映肝胆功能，主前头痛

◎无名指太长见于因生活不规律而影响健康的人，要注意调整不良生活习惯。

◎无名指太短提示身体元气不足，体力不佳，免疫力低，应多补充蛋白质。

小指：反映子宫、睾丸、心肾功能，主全头痛

◎小指瘦弱的女性易患妇科病。

◎小指苍白瘦弱偏歪，男性易肾亏，提示性功能差、生育困难。日常要少食寒性食品。

❀ 手部自我感觉诊病

◎手指发凉提示血液循环不畅。

◎手心发热,多为阴虚有热,多发生于老年人,所以老年人要多加注意。

◎手部发胀,屈伸不利,早晨症状明显,为血液循环不好或见于风湿性关节炎。

◎大鱼际前拇指根部按压时疼痛,提示有慢性气管炎或慢性咽喉炎。

◎手心汗多,平时容易紧张,神经比较敏感。

◎手部麻木,感觉减退,多为颈椎病或末梢神经炎,也可见于心脏病变。

望指甲诊病

正常人的指甲甲身光泽、圆润,指甲大小适中,和手指的长短宽窄相称,指甲长度应达到指节的一半,甲身长宽的比例约为4∶3。指甲形状应该略弯曲,弧度和缓。如有异常,说明脏腑功能出现异常。

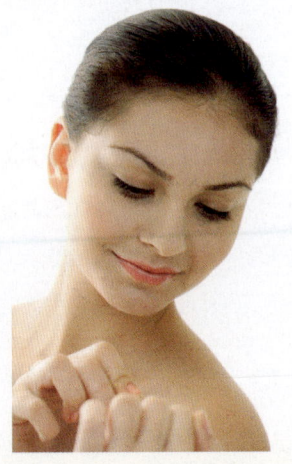

❤指甲的健康与否也是衡量人体健康状况的一种晴雨表,因此,平时我们应该时刻关注指甲的变化。

◎指甲有纵纹表示容易神经衰弱，有多条纵纹是长期神经衰弱、机体衰老的标志。

◎指甲有横纹表明有肠胃炎、结肠炎等肠胃疾病，或见于维生素A、B族维生素、维生素C缺乏症。

◎如果指甲失去光泽，多见于结核、慢性肠胃炎等消耗性疾病。

◎指甲偏白，多见于营养不良或贫血患者。

◎指甲呈暗红色，多见于心脏病、脑血栓。

◎若指甲呈青紫色或有瘀血点，多见于冠心病、心绞痛患者。

◎指甲上有少量白点，通常是缺钙、缺锌或者是寄生虫病的表现；若白点数量比较多，则可能是神经衰弱的征兆，也可能有阳痿、早泄等性功能低下等病症。

◎指甲上若出现黄色细点，则提示可能患上了消化系统疾病。

◎指甲上出现黑色斑点要格外小心，轻者只是操劳过度、营养不良引起的，重者可能是胃下垂、胃癌、子宫癌的先兆。

◎指甲硬脆容易出现裂痕，多见于甲状腺功能低下、维生素A、B族维生素缺乏等症，也可能患有肺气肿或缺铁性贫血等症状。

望健康圈诊病

指甲根部的淡色弧形圈称为半月甲,又称健康圈,它的颜色以乳白色为最佳。甲床有丰富的血管及神经末梢,是观察人体气血循环变化的窗口,健康圈的变化也能提示机体的健康状况。

◎健康圈如果太小则说明血压太低。

◎完全看不到半月甲的人,大多有贫血或者神经衰弱等症状。

◎健康圈发青,提示呼吸系统有问题,容易患心血管疾病。

◎健康圈发蓝,则是血液循环不畅的表现。

◎健康圈发红,提示可能出现心力衰竭。

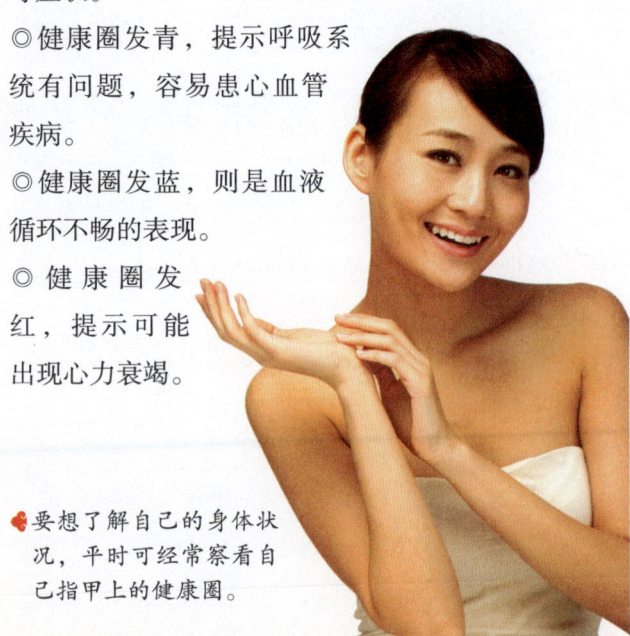

❤要想了解自己的身体状况,平时可经常察看自己指甲上的健康圈。

❀ 手部卫生很重要

保持手部清洁卫生,一是促进局部血液循环,有健手、美手之用;二是预防疾病,是把好"病从口入"的主要环节。

另外,要勤剪指甲。《养生书》说:"甲为筋之余,甲不敷截筋不替。"经常修剪指甲,可消除细菌,加强新陈代谢,促使筋气更新,有利于指甲的光泽,筋膜的强健。

❀ 手部日常养护

女性的双手,可以说是爱美人士的第二张"脸",手最容易泄露年龄的秘密。要想拥有完美无瑕的纤纤玉手,你需要做的功课如下:

◎深层洁净手部肌肤,可以嫩白肌肤、清除死皮及促进新陈代谢。

◎坚持每天早晚使用护手霜,特别是含维生素A、B族维生素、维生素E等成分的护手霜,更是手部保养的好搭档,在滋润手部肌肤的同时,还可以为皮肤补充各种营养。

「保健双手,保养健康」

❁ 药物嫩手润肤

采用药物方法,可保护手部皮肤,使其滋润滑嫩、洁白红润。下面介绍两个方子:

❶ **方一** / 桃仁、橘核、赤芍各20克,杏仁10克(去皮尖),辛夷仁、川芎、当归各30克,大枣60克,牛脑、羊脑、狗脑各60克。诸药加工制成膏,洗手后,涂在手上擦匀,忌火炙手。本品有光润皮肤、护手防皱之效。

❷ **方二** / 瓜蒌瓢60克,杏仁30克,蜂蜜适量。熬煮制作成膏,每夜睡前涂手。本品可预防手部皲裂,使皮肤白净柔嫩,富有弹性。可每天晚上临睡前涂抹。

❁ 手部自我保健操

❶ 展开五指,高举双手过头。

作用 / 减少青筋显露。

❷ 吸足气用力握拳,用力吐气,同时急速依次伸开小指、无名指、中指、食指。注意左右手各做10次。

作用 / 锻炼手部骨节,舒缓僵硬状态。

❸ 模仿弹钢琴动作,伸展手掌和手指。

作用 / 保持手的轻快灵活。

❹ 双手平举与肩同高,放松手腕,让手自然下垂,然后以腕关节为中心,使手掌慢慢上扬,反复操作。

作用 / 有助于缓解紧张，使手部无僵硬感。

❺ 用一手的食指和拇指揉捏另一手手指，从拇指开始，每指各做10秒钟，反复操作10次。

作用 / 促进血液循环，放松身心。

❀ 手部运动

❶ 虎口相擦、按揉合谷穴。

做法 / 两手拇指、食指张开呈十字交叉状，左右手相对，两手稍用力同时做一正一反、一反一正方向、有节奏地虎口相对撞擦，可连续做8~16次。然后以拇指按揉合谷穴，左右交换，各按揉16次。每天早晚各做1次即可。没有场地要求，随时随地都可进行。

作用 / 醒脑安神，滑利关节，活血化瘀，宽胸理气。

❷ 先分后合、弹伸十指。

做法 / 手握空拳，依拇指、食指、中指、无名指、小指的顺序，依次弹伸各指。弹伸拇指时，可以食指压之；弹伸其他各指，均以拇指压之。左右手同时进行。力量由小到大，速度均匀和缓，自然呼吸。

每次可做48次。然后双手紧握拳，用力快速弹出十指，十指尽量背屈。如此，连续28~48次。每天早晚各做1次即可。

作用 / 益气活血，舒筋通络，健脑益智。

足部按摩常用工具

❀ 牙签、圆珠笔尖端、发夹、针具

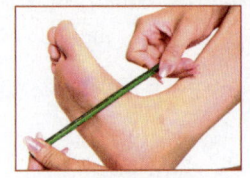

为了增强按摩的效果，单纯或配合使用牙签、圆珠笔尖端、发夹等尖锐物品刺激穴位也不失为一种简便有效的方法。尖锐物刺激时间虽短但刺激强度较大，起效快，当遇到危及生命的急症时，必要的情况下可以使用针具。

❀ 核桃

闲暇时间，取两个核桃，一个放在大脚趾下面，另一个放在小脚趾下面，然后将这两个核桃不断向一个方向聚合，再往两个方向分开，这样不断转动核桃，直至脚部发热为止。此种方法可以刺激足底反射区，调节脏腑功能，增强抗病能力。

❀ 高尔夫球、乒乓球

取一高尔夫球或乒乓球，置于脚掌下踩踏，来回滚动，至脚掌发热为止。此方法能刺激足底神经、血管、反射区等组织，从而起到舒经活络、行气活血的作用。

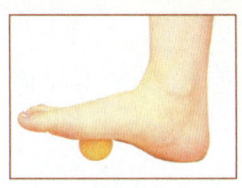

🌼 木棍、搓衣板、按摩踏板

选一根表面光滑的木棍，将木棍放在地上，脚放于木棍上来回滚动；或将搓衣板、按摩踏板放于地上，脚放在上面来回搓动。此法可以刺激足底穴位，可以调节整个人体器官的功能，达到防病治病、强身健体的按摩效果。

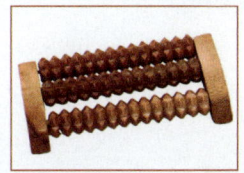

🌼 木槌

用木槌击打足部足底反射区较大的部位，可以缓解疲劳，疏通筋骨。力度由轻到重，以可耐受为度，不可用暴力。

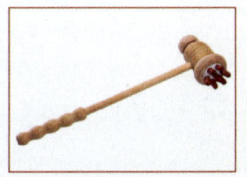

🌼 电吹风、艾条

用电吹风吹出的热风，或用点燃后的艾条，对足部不适区或反射区进行熏烤，可以温经通络、缓解疲劳。但一定要与皮肤保持适当距离，以有温热感为度，避免烫伤。

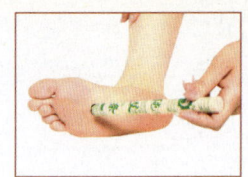

❀ 软毛刷

用软毛刷对足底进行反复刷动按摩，适用于刺激面积较大的反射区，此法刺激强度较弱，适合耐受力较差的人采用。

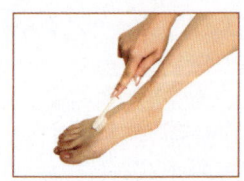

❀ 鹅卵石

被按摩者以脱掉鞋袜，赤脚走在公园或广场的鹅卵石路上，以达到按摩足部穴位的作用。时间不宜过长，控制在足底感到酸胀痛感为佳。

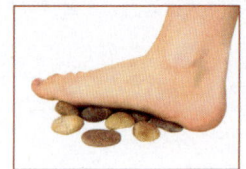

❀ 按摩棒

找一根适合的按摩棒，用其凸起的一端点按足底穴位，以更好地刺激穴位，从而增强按摩的功效。力度以可承受为限，时间控制在按摩者感受到酸胀痛感为宜。

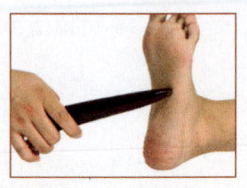

单食指压刮法

按摩手法/ 以伸直或屈曲的食指桡侧缘压刮反射区。

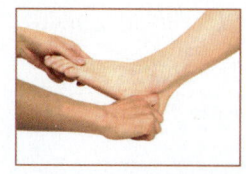

操作要领/ 腕关节带动食指、中指、无名指、小指施加压力，以食指桡侧缘着力。

应用部位/ 胸部淋巴、内耳迷路、内外踝下方的生殖腺反射区。

单食指扣拳法

按摩手法/ 一只手握住被按摩者足部，另一只手食指第1、2节指关节屈曲扣紧，其

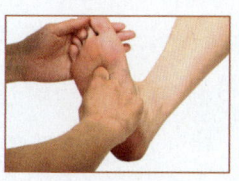

余四指握拳，以食指中节近第1指间关节背侧按压。

操作要领/ 本法为足部按摩常用手法，主要为腕关节施力。

应用部位/ 广泛应用于多个反射区，如胃、胰、十二指肠、肝、胆、肾上腺、肾、心脏等。

「足部按摩基本手法」

拇指扣拳法

按摩手法 / 以屈曲的拇指指间关节为着力点对反射区进行刺激。

操作要领 / 以指掌关节施力为主，本法力度容易把握，易于操作。

应用部位 / 广泛应用于多个反射区。

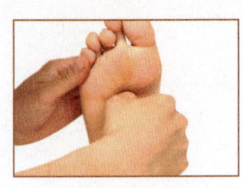

握足扣指法

按摩手法 / 食指第1、2节指关节屈曲，其余四指握拳，另一手拇指深入屈曲的食指中，以食指第1节指关节为着力点。

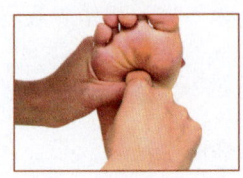

操作要领 / 以握拳的手腕为施力点，另一手拇指辅助以增加力度，其余四指固定足部。

应用部位 / 肾上腺、肾、垂体、生殖腺等反射区。

双指扣拳法

按摩手法 / 以手握拳，食、中二指屈曲，均使第1指关节突出，其余指握空拳。以食、中二指第1间关节为着力点。

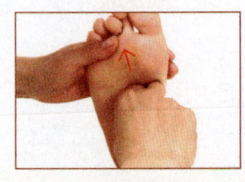

操作要领 / 腕关节施力点，以拇指固定在无名指上顶住弯曲的食、中二指，以防止滑动而影响疗效。

应用部位 / 胃、小肠、腹腔神经丛、肝等反射区。

❀ 拇指扣指法

按摩手法 / 拇指屈曲与其余4指分开成圆弧状，以4指为固定点，以拇指顶端进行按揉或推刮。着力点为拇指指尖；施力部位在大鱼际及拇指掌指关节，其余4指固定加力。

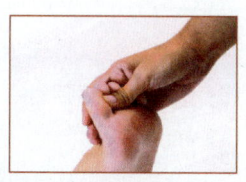

操作要领 / 力量适中，勿按揉或推刮出皮肤皱褶。

应用部位 / 小脑、三叉神经、鼻、颈项、扁桃体等反射区。

❀ 单食指钩拳法

按摩手法 / 操作手的食指、拇指略张开，其余3指握成拳状，以拇指支撑固定于体表，用食指桡侧缘为着力点进行压刮。

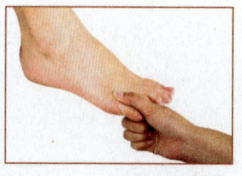

操作要领 / 按摩者的拇指与食指相对用力，以增加压力。

应用部位 / 甲状腺、内耳迷路、胸部淋巴结、喉头（气管）、内尾骨、外尾骨等反射区。

🟢 双拇指推掌法

按摩手法 / 双手拇指与其余四指分开，四指贴附于体表起支撑作用，以拇指指腹着力于反射区，稍用力单向压推。

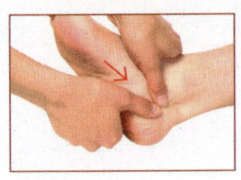

操作要领 / 以腕关节活动带动拇指操作。

应用部位 / 肩胛骨、横膈膜反射区，也可用于按摩前后的足部放松。

🟢 多指扣拳法

按摩手法 / 以食指、中指、无名指、小指屈曲的近端指关节来刺激穴位。

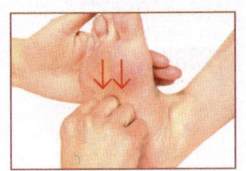

操作要领 / 一手要固定足部，另一手操作宜稳，避免滑动。

应用部位 / 小肠反射区。

🟢 双指钳法

按摩手法 / 一手固定足部，另一手食指、中指弯曲成钳状钳住脚趾间穴位，挤压穴位。

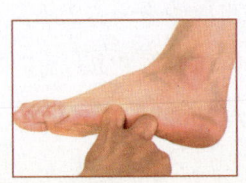

操作要领 / 操作时以食指为着

力点，中指起固定作用，根据不同部位调整力度。

应用部位 / 颈椎、甲状旁腺、肩关节等反射区。

✿ 推掌加压法

按摩手法 / 一手拇指与其余四指分开，以拇指指腹进行推按，另一手掌按压于拇指上，协助用力。

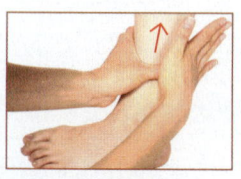

操作要领 / 操作的拇指与辅助的四指应协调配合，同时用力，推动时不可左右偏歪。

应用部位 / 足内侧反射区，如胸椎、腰椎等。

✿ 双拇指扣掌法

按摩手法 / 双手的拇指和其余四指张开，两拇指重叠，以拇指指腹进行压推。

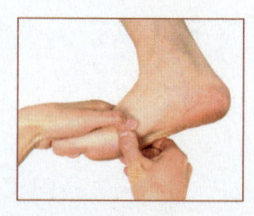

操作要领 / 以腕关节为施力点，动作应保持缓慢柔和。

应用部位 / 生殖腺、肘关节、肩胛骨等反射区。

✿ 双手食指压刮法

按摩手法 / 以双手伸直或屈曲的食指桡侧缘来压刮反射区。

操作要领 / 腕关节带动食指、中指、无名指、小指施加压力,以食指桡侧缘着力。

应用部位 / 胸部淋巴、内外踝下方的生殖腺反射区。

❀ 单手拳击法

按摩手法 / 操作手五指弯曲成拳,手指自然松开,手腕伸直,用掌根叩击脚底或其他部位。

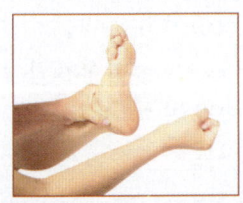

操作要领 / 按摩者腕关节放松,用力要快速而短暂,垂直叩打脚底,速度要均匀而有节律。

应用部位 / 脚掌、脚跟等。

❀ 拇、食指扣拳法

按摩手法 / 双手拇、食指张开,拇指关节微曲,指腹朝前,食指第1指间关节弯曲呈90°直角,其余3指握拳,以双食指第1指间关节桡侧为着力点进行点揉。

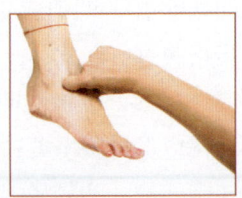

操作要领 / 操作时以拇、食指及腕关节同时施力。本法刺激作用较强,力度应适当,频率要稍放慢。

应用部位 / 上、下身淋巴结等反射区。

足部按摩能诊病

人体的各器官在足部都有相应的反射区。当人的脏器有病理改变或即将患病时,在脏器的反射区就会出现疼痛、色泽改变、结节、硬块或条索状物等症状。

国外有人认为,当病变程度达到10%时,用足部诊病的方法便可发现征兆;而当人体出现自觉症状,能够被医疗仪器检测出来时,病变程度已达70%。如胃出血患者,当患者尚无严重病症出血时,在足部胃反射区就可出现出血点;高血压患者在出现脑出血前,足部额窦区就已呈现像磨破的血丝充血现象;脑痴呆的患者,在发病的几年前双脚的大脚趾会呈三角形、脑部反射区会有阳性物及皱缩,并伴有肌肉变薄等现象。

根据这一发现,就可以预测其可能要发生的疾病,从而设法阻断疾病的发展,把疾病消灭在萌芽状态。而对于心脏病、脑卒中、癌症这样的高危性疾病,早期发现、早期治疗的意义是众所周知的。

望足诊病的方法

许多疾病通过对人体双足的外表进行观察有可能大致诊断出来。

❀ 健康足的特征

足被誉为人体的"第二心脏",这种说法是根据生物全息理论来确定的。足底是很多内脏器官的反射区,按照生物全息论的观点,脚穴同耳穴、第2掌骨侧一样,是人体的缩影,紧密联系着全身脏腑器官。如果脏腑有病,就会由足部反射区表现出来,以此为依据确定脏腑的病变。树之繁茂首在根深,而人之足犹如树之根,是人体之根和元气凝聚之点,足部健康关系到全身的健康。那么,健康的足是什么样的呢?

正常足型,脚部跟骨直立,不横卧,身体重心在正常位置,足弓(足骨之间借助韧带紧密相连,形成向上突起的弓形,称为足弓)明显。足弓具有很好的弹性,有利于持久地站立,在行走、跑跳、负重等活动中,可缓冲对大脑和其他内脏器官的震荡,并可保护通过足底的神经和血管。

正常的脚掌应为白里透红、润泽；脚趾整齐柔软、有弹性；趾头圆润；指甲的颜色呈粉红色，表面光滑，有光泽，无条纹及突起，半透明；趾甲根部有半月形的甲弧；脚的温度应略低于体温，足趾端的温度大约为25℃。

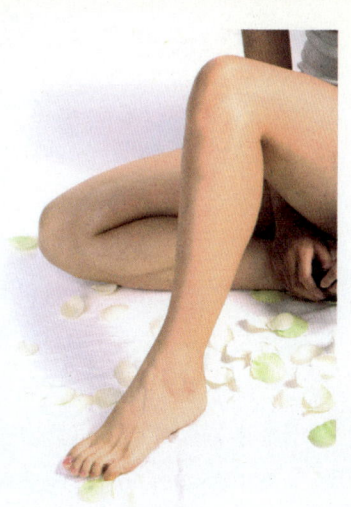

望足诊病的顺序

被按摩者的双足竖起放在按摩者的正前方，按照双足反射区按摩的顺序，即从足底反射区→足内侧反射区→足外侧反射区→足背反射区，从足趾看到足跟，先看一只足再看另一只足之后，进行双足对比。通过观察双足皮肤的颜色、皮肤的弹性、皮下组织的丰满程度、皮肤表面异常的赘生物、局部是否有肿胀或凹陷、趾和趾甲的形态变异、足弓是否变形或消失等异常现象，来判断双足的哪些反射区有异常，进而判断相对应的脏腑器官有无病理变化。

望足形诊病

◎女性足跟部骨骼变形，有的伴有盆腔病变。

◎第2足趾压迫拇趾提示可能有偏头痛。

◎拇趾肿胀，可能为高血脂、高血糖、高胆固醇所致，若肿胀厉害，则提示其程度较严重，要引起重视。

◎脚踝水肿提示可能有肾盂肾炎，足跟和踝部的变化可能反映泌尿生殖系统有疾患，隆起多为泌尿系统结石，凹陷多见于肝硬化、肝癌。

◎小趾压无名趾提示可能有听觉障碍。

◎内踝出现紫斑点可能与痛经或子宫疾病有关。

◎干瘦无华的脚掌提示失眠、精力耗损。

◎小腿部胫骨内侧缘中上段出现结节，提示可能有糖尿病倾向。

◎五趾跖骨关节出现鸡眼有可能因肩部损伤所致。

◎脚部湿度过大，有可能是肾虚。

◎脚部干燥，连趾缝间都是干的，有可能是心脾功能不佳。

望足色诊病

◎足部皮肤颜色苍白，多为贫血，且呈现肾虚症状，畏寒怕冷较明显。

◎皮肤呈暗红或紫色，提示可能身体有炎症，血液循环受影响，有气滞血瘀现象；也可能是酒后的反应。

◎皮肤颜色为黄色，有的是肝胆疾病，或肠胃失调，或脾虚等引起的。

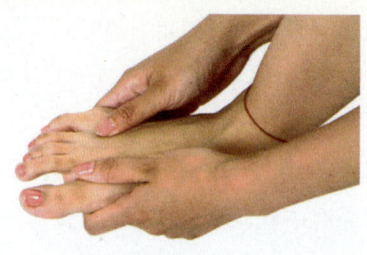
通过观察足色，也能了解自己的健康状况。

◎皮肤颜色为青色（或是足拇趾局部出现青色），要警惕有可能为中风先兆，或为肝风、手足拘挛等。

◎皮肤颜色为黑色，可能为剧痛发作或瘀血及肿瘤等疾病。

◎足部皮肤呈暗红色，烧灼样疼痛夜间加重，指甲萎缩，提示可能发生糖尿病并发症。

◎足部皮肤出现青绿色，提示可能为血液循环不良，多有血黏稠度高，酸度高，血管弹性差等表现。

◎足部皮肤出现黄咖啡色、紫红咖啡色，应及时去医院进一步检查，看是否有恶性肿瘤。

望反射区诊病

◎足部反射区局部出现明显肿胀、隆起，可能提示与该反射区相对应的脏腑器官患有慢性器质性病变。足部反射区局部出现明显的凹陷，提示与该反射区相对应的脏腑器官可能"缺损"或"已摘除"。

◎足内侧缘脊柱反射区的骨突畸形,提示其所对应的脊柱节段有病痛的可能。

◎在颈椎反射区和胸椎反射区之间出现骨突,提示可能有甲状腺功能失调、钙磷吸收受影响,也可能反映颈椎有病变。

◎在胸椎反射区的下部或腰骶反射区有突起,常表示该部位可能有病痛(或酸胀感),或有过外伤。

◎意外伤害患者在事后10~24小时后,如在足部反射区出现瘀血点或蛛网状斑纹,提示相应的内脏器官可能有损伤。

◎肝胆反射区隆起,提示可能有脂肪肝或胆囊炎或结石症。

◎小肠反射区肿胀反映有消化吸收不良的倾向。

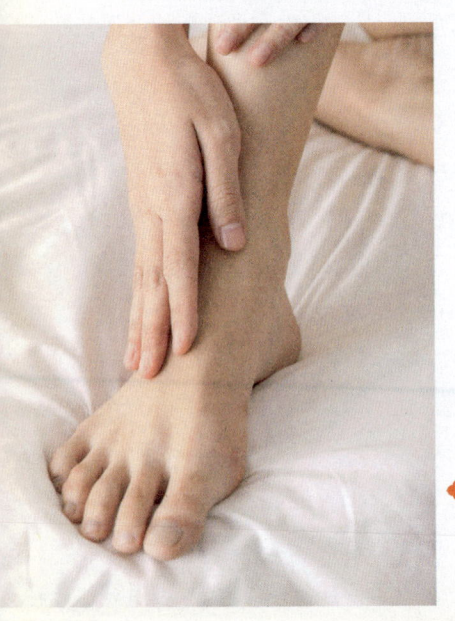

🌸足部的颜色及反射区也能反映出人体的一些病变,经常观察足部的变化有助于预防疾病。

◎心脏反射区肿胀有可能是心脏功能失调。
◎前列腺或子宫反射区隆起提示可能有前列腺肥大或前列腺炎或子宫肌瘤或怀孕。
◎足部膀胱反射区隆起明显,反映常憋尿或肾虚。

望趾甲诊病

正常的趾甲呈粉红色、弧形、坚韧,富有光泽,表面光滑,压其尖端放开后血色立即复还。

◎趾甲苍白的人可能贫血。
◎趾甲灰白的人可能有甲癣。
◎趾甲半白半红的人可能有肾病。
◎趾甲常呈青色的人可能是心血管患者。
◎黄甲有可能由于肾病综合征、甲状腺功能减退、黄疸型肝炎等疾病所致。
◎蓝甲和黑甲可能是甲沟炎或服用了某些药物造成的。
◎畸形趾甲如嵌甲(趾甲扣嵌入肉内,俗称"甲沟炎")有的多为肝气郁滞或神经系统疾患引起。
◎趾甲平坦,按压后由白变红复原缓慢,趾甲根部圆形部分较小,提示可能患有心脏疾病。
◎趾甲出现纵纹,大多表明该患者过度疲劳,可能患有神经系统和呼吸系统的疾病。
◎儿童趾甲下有白斑或红白相间斑点为小儿虫疾。

望足趾形态、颜色诊病

◎足拇趾皮肤及皮下组织干瘪失去弹性，提示有脑动脉粥样硬化、脑供血不足、脑萎缩等病变的可能。

◎如右足拇趾比左足拇趾大，有可能表示身体健康；若左足拇趾大于右足拇趾，也许是身体处于紧张疲劳状态中，提示有可能性功能减退及易患器质性疾病。

◎左足拇趾外翻的人，其颈椎、甲状腺反射区可能有组织变异，其生理功能也许将直接受到影响。

◎右足第2趾比其他足趾更向下跃出时，有的是无食欲的表现；往上跃出时，则表示某些人相当有食欲。

◎左足拇趾的趾腹根部长茧，提示可能患胃功能失调。

◎双足拇趾干瘪无力者，有可能因长期患有失眠症、神经衰弱等神经系统疾病所引起。

◎右足拇趾有上翘的现象，有可能是肝功能不正常。

◎两足趾关节、踝关节，也可并见膝关节对称性肿大变形，多见于类风湿关节炎。

◎双足第4趾趾根部的下方出现硬结，提示有可能是肝功能不良，有的容易患眼部疾病。

◎足拇趾有出血点，可能有脑血管病变。

人们常说,女人细致的脚跟与脚踝,穿起凉鞋是最性感的地方。脚趾涂着晶亮的指甲油,脚上蹬着一双高跟鞋,实在是诱人的足下风情……不过,如果平时不注重足部的保养,穿上凉鞋后露出龟裂脱皮的后脚跟、趾甲也没修剪,非但毫无性感气质,反而显得不雅。

❀ 足部保养方法大全

清洁浸泡、软化角质

由于长时间的行走,脚的死皮要比身体上别的部位的死皮要多且厚,新陈代谢也更快,并且趾甲附近的死皮有时候是非常顽固的。所以保养的首要步骤就是清洁浸泡、软化角质。用足浴浸泡双足的方法就可以渐渐软化干硬的角质,有助于促进血液循环,使皮肤湿润光滑。但要注意太凉或太热的水都会影响效果。

泡脚水的温度宜在38~42℃,温水中可以加入精油,也可加一点爽足粉或是足浴盐,搅拌均匀,每日浸泡15~20

「重视足部保养,让美丽到脚」

分钟。

值得注意的是,因双脚没有皮脂腺,在泡脚的时候切记不可过度清洗,否则会引起脚部皮肤干燥、发痒。我们在泡脚之后,可以利用专门的工具来去除粗硬角质。

去除粗硬角质

浸泡双足后,足部的肥厚角质皮肤及茧子都已软化,此时取适量的足部专用磨砂去角质膏,以画圆圈的方式轻轻地按摩双足,特别是脚踝、脚底这些角质较厚的地方,以便去除足部已经软化的硬皮与硬跰。按摩动作要轻,避免用力过大伤害到趾甲旁边的皮肤。由于足部的结构和皮肤相对比较特别,所以可先使用足部脚擦、脚形清洁刷等,把每个脚趾头缝都清洁得干干净净;再用磨砂膏或者天然浮石去除多余的死皮、脚垫,这样光洁的足部才能够彻底吸收养护成分。

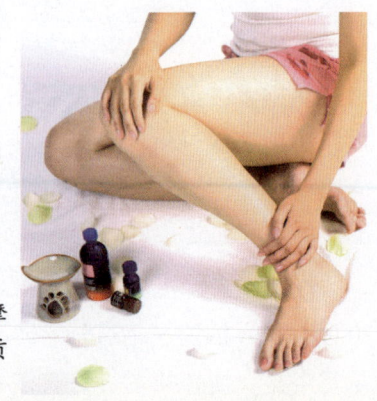

🍂 浸泡双足后要轻轻按摩双足,可去除足部角质较厚的破皮与硬茧。

敷足膜

需要注意的是方向要一致,敷足膜时要依从脚趾到足踝的方向来敷。足膜的作用是补水,特别的补水护理能使足部皮肤晶莹娇嫩,是足部美白的飞跃点。10~15分钟之后,用清水洗去足膜即可。

滋养润足

喷洒精油之后,可根据足部皮肤的干燥程度选择适宜的乳液涂抹养护,且应该每日使用。足部是全身最容易干燥的地方,所以选用乳液时应谨慎,因为有些保养产品中有含果酸、水杨酸、乳酸或尿素成分,这些成分可以加强去角质的效果;而乳酸钠、甘油、醇类及藻类萃取保湿成分就可以加强角质软化的效果;此外含有多香果、马齿苋或乳油木果植物油脂萃取成分也可以增加产品的理疗性。

其中,我们可以选用深层润肤乳液,它不仅含深层润肤精华,可以有效防止水分流失,还含有天然鳄梨油,能恢复肌肤柔嫩顺滑。

涂抹乳液的方式应为,用手指从脚背开始轻轻由下往上轻擦、揉捏。然后再作脚底穴道按摩,让乳液中所含的植物精油充分渗入足部皮肤,此时可松弛紧绷的双脚肌肉,这样不仅能促进全身血液循环、活络筋骨,还能柔软表皮、补充双足肌肤的水分。涂抹乳液后最好穿上厚袜，以便可让乳液被更顺利地吸收。

这样，不仅可消除水肿并舒缓静脉曲张的困扰。即使双足、双腿并未酸疼疲劳，坚持按摩护理也可松弛神经，让足部、腿部血液通畅，促进新陈代谢，使肌肤更加紧实光滑。脚底清洁与护理要持之以恒，就像每天不可缺少的面部清洁一样，长久以往会有助于身体的健康。

喷洒精油

适度的足部按摩之后，可以选择具有植物性精油成分的喷雾剂，在脚底喷洒些许，不仅能舒缓足部疲劳并消除异味，还能增加脚部活力及足部的舒爽感。

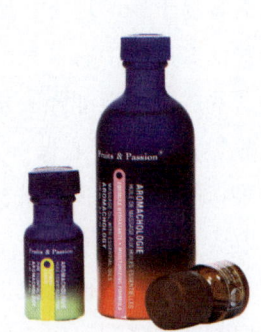

防晒美白

除了晚上的护理外，白天的足部护理也不容忽视，因为凉鞋的形状常会让足部的晒线变得很明显，所以足部也需要擦防晒用品。大家可以把用了一段时间不想再用的脸部美白产品用在脚上，效果也不错。

勤修脚

修脚时，修护脚趾甲的指甲钳、指甲锉刀、锉纸、修正洗甲笔以及维护指甲断裂所需的指甲强力黏合剂都将大派用场。这是一双完美无瑕的玉足诞生的必备工具，是令足部漂亮的基础。

首先用指甲剪修剪出大致的轮廓以后，再用指甲挫细致地打磨每一个足甲的边缘，使它们更加圆润、整洁。修剪过后，先给趾甲涂上一层护甲油，会从根本上防护指甲免受侵害，并且保持自然光泽。如果想要涂上甲油，它还可以让甲油更易附着，并且涂层均匀、熠熠生辉。

足浴的保健功效

"晨间三百步，晚上一盆汤"。这是民间的一句谚语，说的是洗脚在日常生活中的重要性。随着时光的变迁，现今的足浴已演变成一种时尚。

足部药浴是采用药物煎剂，将双足浸泡、洗浴以达到保健、治病目的的一种方法，属于局部用药方法之一。从足药浴的过程基本可以总结出其有以下的作用：

药液的温热作用

足部药浴时，由于水温的作用，有促进血液循环、加快新陈代谢的效果。

药物渗透皮肤的作用

药物外洗足部,可经皮肤吸收药物的有效成分而发挥作用。如足与上呼吸道黏膜之间存在着密切联系,足掌受凉可反射性地引起呼吸 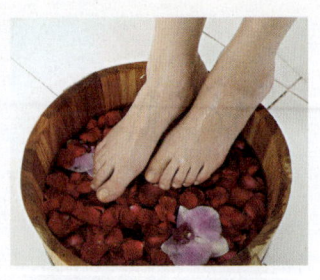 道黏膜内毛细血管收缩、纤毛摆动减弱,导致机体抗病能力减弱,从而容易引起感冒、咽喉炎、气管炎等疾病。进行足部药浴时,水的温热作用能使足部温度升高,促进局部毛细血管扩张,加快血液循环,增加了药物的吸收,并使吸收后的药物经血液循环带入全身,从而起到保健全身的作用。

总之,足部药浴可使药物经足部皮肤穴位吸收,发挥药物治疗作用,调节全身的血管、神经功能,达到内病外治的目的。

同时,足部药浴还可以减少局部酸性物质的积聚,预防足部酸痛和肿胀,消除疲劳。

药物芳香刺激脑神经的作用

足浴时,药物产生的浓郁气味,也可直接经鼻黏膜进入体内,刺激大脑,从而使人神清气爽。并且,足部有着极丰富的神经末梢,不但有运动神经末梢、感觉神经末梢，还有自主神经末梢。

足部药浴就是采用芳香走窜于神经末梢的方法，对中枢神经系统产生一种良性的、温和的刺激，通过反射作用，促使大脑皮质进入抑制状态，从而有利于改善睡眠，并能促进人体预防功能，有利于患病机体的康复。

药物渗透反射区的作用

通过刺激足部的反射区达到保健的目的。人体的脏腑在足部有相应的部位，当脏器发生病变时，可从足部对应部位找到异常表现的情况，如条索状、不规则的小硬块等。而按摩该处可以使相应器官的疾病得到缓解或治疗。足部药浴可以通过药物的局部刺激作用于足部相应的反射区，使相应器官的疾病得以诊治。

❀ 足部保养应注意的细节

不要随便剥剪脚上的起皮

如果脚部已经有干燥的感觉了，而且有起皮，绝对不要随便拉扯起皮，因为这样有可能造成伤口感染而发炎，甚至有患上蜂窝组织炎的危险。

不要长时间穿高跟鞋和凉鞋

因为这类鞋使脚部压力大又没有很好的保护，长时间的穿着容易产生干燥问题，最好的解决方法就是选择透气性比较好的鞋袜，让自己的脚部感觉舒服。如果挑选高跟鞋，一定要注意高跟鞋的坡度是否适度。有的高跟鞋坡度设计得不合理，长时间地穿着，会引起大脚趾第1骨关节产生增生，也就是所谓的大脚趾炎。这会使其骨关节异常突出，导致脚趾变形。如果已经出现了这种情况，可以到医院去做矫正手术，恢复原来的模样。此外，不能穿过大或者过小的鞋，要以脚趾舒服为准。特别是在儿童时期，父母尤其不能给孩子穿不合脚的鞋，因为儿童时期是全身骨骼包括脚骨成长、发育的最佳时期，也是最后定型的阶段，过大或过小的鞋都会引起脚趾畸形。

洗澡后是保养的黄金时间

当刚洗好澡时，肌肤相对较柔软，毛孔张开更容易吸收保养品，这时角质含水量较高，使用高油脂的保养品能加强保湿，可以维持角质层的滋润。

足浴因其简单、易操作，受到越来越多人的喜爱。

◎ 经常快步走

每天清晨或黄昏，在空气清新的公园、庭院，快走30分钟~1小时，能促使脚部发热，增进健康。如能持之以恒地做步行运动，保持下肢及脚部的温暖，能促进血液循环，使人健康长寿。有条件的话还可以到沙滩上赤足行走，兼有按摩脚底穴位的功效。每天坐车的人，可以早一点起床，走上一小段路。条件许可的话，可以先顺走一段，再倒走一段，接着又快步向前走，反复如此，可算是一项很好的运动。

另外，慢跑对肩膀酸痛、脚无力效果很好，可以提高肺、心、血管等的功能。因为慢跑可以促使脂肪燃烧，降低胆固醇，预防成年人慢性病。不过，慢跑之前，一定要先做健康检查。最好先从竞走开始，再慢慢加快步伐。

竞走可增进健康。因为快行时，肺活量会增加，氧耗量也会增加，就促进了内脏功能。可以根据自己的实际情况

「教你一些实用的足部保健运动」

选择路程长短。重要的是，要采取正确的竞走姿势，竞走时，身体要稍为前倾，然后跨出大大的步伐，再有意识地踮着脚尖并压着地面行走。久而久之会产生惊人的效果。

❀ 进三退二走法

向前走三步（图1），后退两步（图2），也可左右走或前后左右走，其余动作要点与倒走法相同，这种锻炼法在室内、外均可进行。

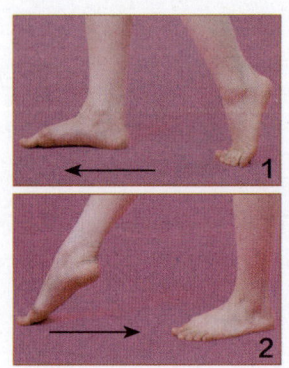

❀ 单脚站立与下蹲法

单脚站立时，最好能踮起脚尖，并保持站住1～2分钟（图3），再换另一脚交替进行。这样对腰部和脚部的强化作用会很大，而且有利于加强内脏的功能。单脚蹲时，先抬起一只脚，然后依自己

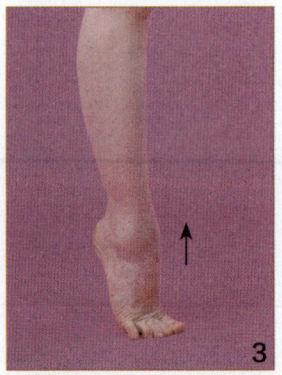

的身体情况再逐渐地往下蹲（图4），过2～3秒后站起。如此反复多次，可由于伸展背肌、腰肌、脚底，尤其足大趾受到刺激，会大大增强对内脏和大脑的功能调节，从而消除疲劳，缓解精神紧张。

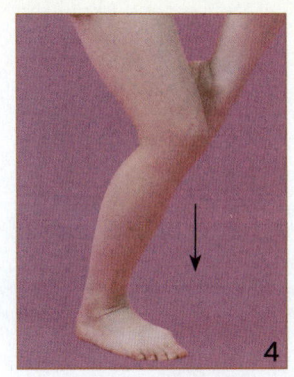

❀ 用脚跟走路锻炼法

身体直立，头端正，目平视，脚尖翘起，脚跟着地，身体重心后移至脚跟，保持身体平衡，左右脚依次前行（图5）。散步的同时试着用脚跟走路，这样可以治疗体弱，提高锻炼效果。

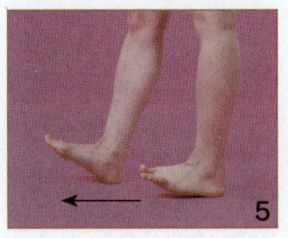

❀ 旋转脚掌法

以脚踝为轴心，脚掌做旋转状，顺时针、逆时针旋转各5次（图6）。

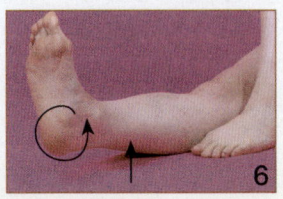

❀ 放松腿部法

坐在垫子或地上,两腿伸直,双手在身后撑地;然后两腿交替屈膝,并使之尽可能地靠近身体,紧接着用脚掌向前滑动,将腿伸直。此时应能听到脚与垫子或地面的摩擦声。然后换腿进行(图7、图8)。做此练习可使双腿得到充分的放松,连续做20次。

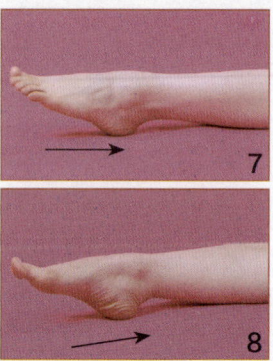

❀ 搓足法

揉搓大趾与小趾

如果我们每天用双手抓起脚的大趾,作圆形运动,同时搓揉数次,坚持5分钟,便可在无形中提高记忆力。因为脚的大趾与胰、脾相连,而胰与脾又与记忆力相关,所以经常揉搓大脚趾自然可以有效地提高记忆力。用相同的方法搓揉足小趾还可提高计算能力(图9)。因为脚的小趾与小脑相连,而小脑又与计算能力相

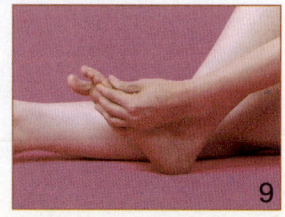

关。对于女性来讲，搓揉足小趾尤为有好处，因为小趾是与子宫相连的，而子宫功能不活跃或异常就会造成难产。因此如果经常刺激并积极锻炼小趾，便可以提高子宫的功能，使胎儿顺利地分娩。当然，对于孕妇来说搓擦小趾最重要的是长期坚持，如果把按摩和转动同时并行，效果会更好。另外，小趾又是膀胱经的终止点，经常擦搓小趾还可通过加强膀胱的压迫感而减轻尿意。

踏脚趾

脱去鞋袜后，用右脚的脚后跟，稍微用劲地轮流踏左脚的大趾到小趾8次（图10），然后换脚进行，用左脚的后跟踏右脚的脚

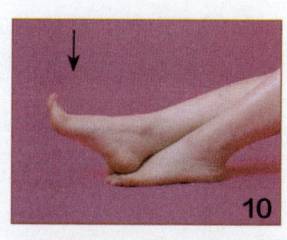

趾，这样重复多次，便可消除精神紧张。人的脚趾是与大脑和内脏相连的，所以重复地刺激脚趾，便可对大脑和内脏起到调节作用。

赤脚行走

在家中脱掉鞋袜后赤脚行走（图11），可获得以下几点好处：一是锻炼脚心不着地的部分，而这部

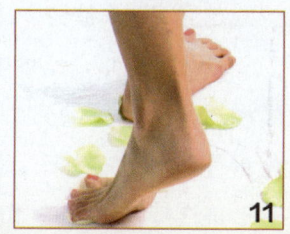

分又是人体平衡的重要支撑点,如果人体平衡功能不强,体内各部位负担不一,就会导致健康质量下降。二是赤脚可使五个脚趾保持一定间隔的自由运动,而不像穿上鞋袜那样紧紧贴在一起。正是因为脚趾之间协调的动作,人的行走姿势才健美、自然,故赤脚锻炼不仅能强身,而且能健美形体。

敲击足跟

脊椎肌肉是通过膀胱经与足跟相连的。对于长期伏案工作和坐办公室的人来说,往往会养成驼背的习惯,使得脊椎骨肌肉变得脆弱,这时在足跟部就会出现疼痛。如果能及时地以足跟为中心,有节奏地进行敲击,以稍有疼痛感为度(图12),每只脚分别敲击100次左右,症状就会得到缓解。但不可用力过度,以免引起出血。

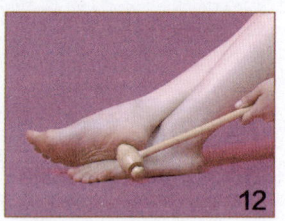

12

"双龙摆尾"去疲劳

具体方法是:端坐于床上,两脚平伸,并左右旋转摆动,在空中不断划"八"字形(图13、图14)。值得注意的是,整个运动的过程中要将腰部尽量挺直。这样持续刺激5~10分钟,可使全身血液循环加

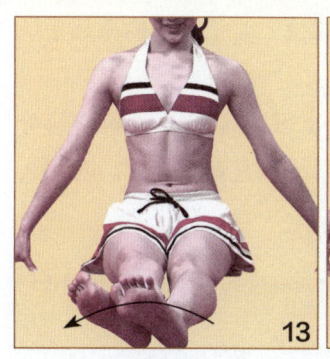 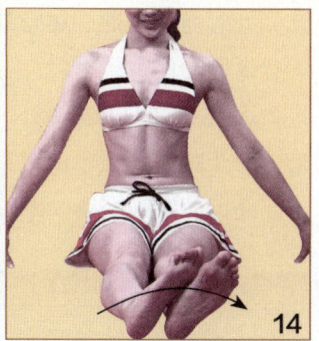

快，并使腰腿膝盖处肌肉得到伸展，从而消除脚部的疲劳，使全身轻松愉快。另外，此运动因加速了全身的血液循环，故对因循环不佳而引起的疾病，如肩周炎、头痛等也能起到一定的治疗作用。

晃脚

做法是：身体稍微后仰，两脚抬起悬空；然后摇晃两脚；最后像蹬自行车那样有节奏地转动。每次做5~6分钟。

此法可促进全身血液循环、解除疲乏感，适用于办公室白领。

摩擦脚底

具体方法是仰卧于床上，举起双脚，然后用劲地相互摩擦，如果手能与足一起进行同样的摩擦，效果会更佳，只要摩擦20次左右，脚部便会有温暖的感觉，此时血液畅通、运行加快，对于周身的循环系统均有良好的促进作用。

而且这样刺激足底，也可使体内的激素加速分泌，对于睡眠和整个内脏系统均有调节作用。时间久了，还可使皮肤变得白嫩。

给足部做做SPA

晒脚

在日光充足的地方脱掉鞋袜，将两脚心朝向太阳晒20～30分钟，称之为足心日光浴。此法的妙处在于让阳光中的紫外线直射脚心，促进全身代谢，加快血液循环，提升内脏器官的活力，使其功能得到充分发挥。

捶脚

理由与按摩相似，用一根棒槌或拳头轻轻捶击脚心（图15），每次50～100次，使之产生酸、麻、热、胀的感觉，左右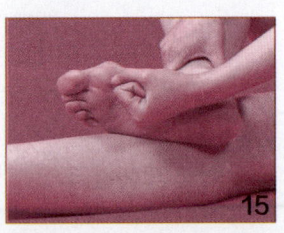脚各做1遍。通过捶击来刺激脚底神经末梢，促进血液循环，可收到健身防病之效。

动趾

日本医学家发现，与提肛一样，经常活动脚趾可以健胃。并且,他们发现胃肠功能强的人,站立时脚趾抓地也很牢固。因此,胃肠功能较弱的人,不妨经常锻炼脚趾。每天抽出一点时间,练习用第2、3趾夹东西,或在坐、卧时有意识地活动脚趾。如坐在床上或垫子上,将两腿伸直,先挺起大趾、缩下四趾(图16),然后伸直四趾,再缩下,反复操作。或是将五趾都尽可能地张开(图17),使得五趾之间的距离尽可能张开得最大。持之以恒,胃肠功能就会逐渐增强。

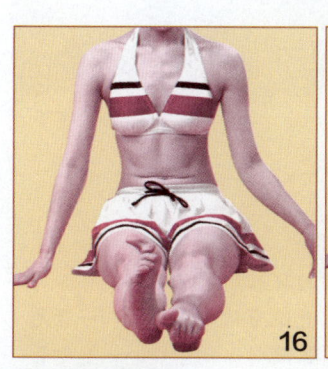
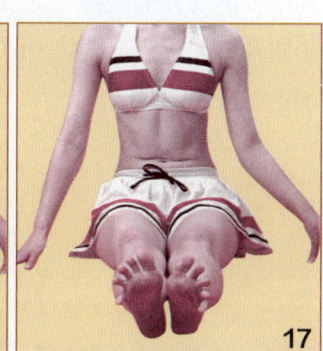

腿脚运动

上下振动脚跟

自然站立,双脚并拢,跷起脚尖使全身上举,并有规律地震动脚跟,使全身放松(图18),同时需要呼吸

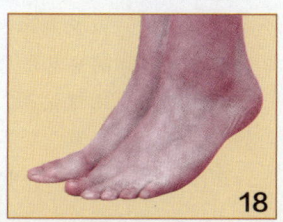

的配合。反复做5次。

脚趾抓地

双脚脚趾抓地或空抓（图19），反复5次。

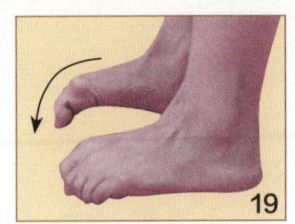

绷脚腿运动

双脚伸直，脚尖尽可能向头部方向压倒，利用脚后韧带伸展的方式，将大腿、小腿及脚关节做牵引状（图20）。反复操作5次。

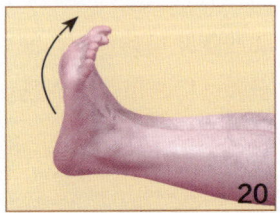

保健指南

足部按摩退烧法

◎**足部诊查所见**：凡是有病的脏器组织在足部都有其对应区域，按压时均有疼痛（表现为孩子蹬脚）。一般是咽喉、扁桃体（在足底甲状腺反射区转弯处）、支气管和上身淋巴反射区都有突出异常的敏感反应。

◎**按摩方法**：采取全足按摩，并重点加强部分穴位或反射区的按摩，以对身体进行全面调整和加强刺激病区，从而调动机体的自愈能力，使之恢复正常功能。

◎**按摩功效**：通过按摩，排除各通道的阻塞，加强血液循环，提高肝净血、肾排毒的能力，以彻底清除毒素。

◎**按摩时间**：一般20～40分钟，幼儿只需按5～10分钟。

自制按摩鞋

在鞋底加上按摩球即可制成按摩鞋。制作方法是：取（8厘米×8厘米）见方大小的旧棉毛衫布，用针线缝制成直径约1厘米大小的小球（尽量做得硬挺一些）。共做6~8个，在每只鞋底的反面缝3~4个，缝针应密一些，最好缝2圈，以保证按摩球的牢固性。放置的反射区位置可以根据使用者的具体情况而定。按摩鞋最好稍紧一些，保证按摩位置准确地对准按摩点；鞋底应尽可能薄一些；鞋底应选择质地硬一些的。穿按摩鞋时，应穿较薄的袜子。按摩球踩瘪以后，应及时更换。制鞋的线应结实，使鞋耐穿一些。每天穿保健鞋走路约20分钟即可，效果会很明显。

自制按摩垫

用旧毛毯制作按摩垫

把旧的毛毯剪成2个长方形，用厚布袋把捡来的小石子包住，把布袋包着的石子放在毛毯中间，再把2块毛毯对缝起

「足底按摩可随时进行」

来。这样，自制的按摩垫就大功告成了。每天晚上吃完饭在上面走上几个来回，有助于按摩脚底的诸多穴位，起到强身保健的作用。

用长方形布制作按摩垫

在一条长方形的布上，将椭圆形石块排列粘贴在方布上。可以根据家庭的空间条件选择方布的大小；根据个人喜好将石头包上彩色花布，排列成自己喜爱的图案，这样一个简易的按摩地垫就做成了。美观的图案、适宜的尺寸等，一切都是度身定制的，看上去既赏心悦目，又有保健作用。

铺鹅卵石道

选用匀称的鹅卵石铺出一条狭窄的通道，在家里创造出一条按摩步道。这样每天在家中走路时就可以得到如同按摩一样的待遇，让按摩无处不在。简单的细节就足以看出你对健康的重视。每天看电视时、饭后休息时都可以在这块地面上来回走动。让脚得到彻底的放松按摩，让足部按摩在不经意间完成。同时鹅卵石的粗犷和坚硬的质感，也为你的家居增添了自然的情趣。现在很多家庭都采用了这种设计，将居家健身装备融入家庭装修，真正实践了"生活从健康开始"的理念。

❁ 手部按摩的禁忌

◎手部皮肤损伤及患皮肤疾病的人，不可进行按摩，如湿疹、烫伤以及一些开放性伤口。

◎患有某种传染性疾病的患者，如肝炎、结核病患者等不宜按摩。

◎急性软组织损伤导致的局部组织肿胀，如踝关节扭伤、韧带拉伤急性期24小时内等不可按摩。

◎各种骨折和关节脱位等禁止按摩。

◎各种容易引起出血的疾病，如血友病、白血病等不宜按摩。

◎有严重精神病，高血压，心、肝、脾、肺、肾功能不全的患者不宜按摩。

◎各种急症患者，如急性阑尾炎、胃穿孔、急性中毒等不宜按摩。

◎女性月经期及妊娠期均不宜按摩。

❁ 手部按摩的注意事项

◎按摩前要用热水洗手；常修剪指甲；将有碍操作的物品，如手表、戒指等预先摘掉。

「手足按摩的禁忌与注意事项」

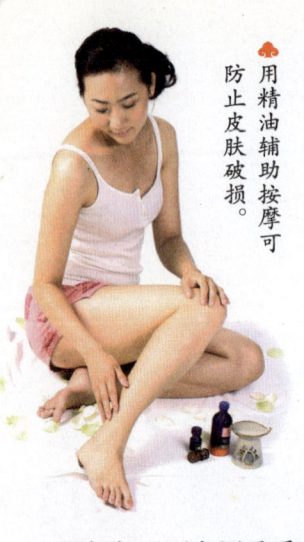

用精油辅助按摩可防止皮肤破损。

◎应避免在过饥、过饱或过度疲劳时做保健按摩，饭前饭后1小时内不做按摩。

◎按摩时可选用润滑剂，如滑石粉、按摩乳、精油等以加强疗效，防止皮肤破损。

◎治疗关节、软组织损伤病症时，应边做手法，边嘱咐患者活动病变的部位。

◎穴位较小时，可选用一些工具代替手指按摩。

◎腰部肾区不宜用重手法按摩，以免损伤肾脏。

◎对久病、慢性病进行按摩治疗时，手法要柔和。

◎自我保健按摩每日1～2次，每次20～30分钟，可在晨起前或晚上临睡前进行。

◎按摩时，一定要选择对双方都合适的姿势，同时要根据年龄和体质区别对待。老年人、体质较弱者多选择卧位或坐位，如果进行头部按摩、颈部按摩，还可以选择有靠背的坐位；对于婴幼儿，可采取家长抱坐的姿势进行操作。

◎按摩时，要根据被按摩者的年龄、体质、性别选择不同的按摩手法和力度。具体地说，老年人、儿童、女性用力要轻，青壮年用力要重；体格瘦弱者用力要轻，体格强壮者用力要大一些。

◎对于急性的扭挫伤，并伴有出血的，至少观察24~48小时，待情况稳定后再进行按摩。

◎被按摩者在大怒、大喜、大悲、大恐的情况下，不能立即按摩。

足部按摩的禁忌

◎急性心肌梗死，严重的心、肝、肾衰竭等患者不宜按摩。

◎一些外科疾病，如急性阑尾炎、腹膜炎、肠穿孔、骨折、关节脱位等患者不宜按摩。

◎各种中毒，如煤气、药物、食物中毒，毒蛇、狂犬咬伤等患者不宜按摩。

◎传染性疾病，如肝炎、结核等患者不宜按摩。

◎各种严重出血性疾病，如脑出血、消化道出血、内脏出血、血友病等患者不宜按摩。

◎严重的精神病患者不宜按摩。

◎如果女性经期和妊娠期身体虚弱，均不宜按摩。

足部按摩的注意事项

◎足部按摩前后，施受双方须饮300~500毫升温开水。

◎饭前30分钟、饭后1小时内不宜做足部按摩。

◎对月经不调、痛经者按摩要慎重，力度要轻。

◎被按摩者在服药治疗期间接受足部按摩不应停药。

◎有严重心脏病、肾病的人及儿童、老年人按摩前后饮水不要超过150毫升。

◎按摩环境要保持安静、整洁、温度适宜，并保持空气流通，不要使被按摩者受凉、受寒。

◎按摩者的手要保持温暖。天气寒冷时，先将两手搓热或将手泡在热水中使之温暖。

◎避免压迫骨骼部位，防止骨膜发炎或出血肿胀。

◎老人骨骼变脆、关节僵硬，小儿皮肤柔嫩、骨骼柔细，按摩时均不可用力过度，只可用指腹轻揉足部反射区。

◎按摩者在操作前一定要修剪指甲，保持手的清洁卫生，拿下戒指、手表等硬物，以免划伤被按摩者。

◎按摩前，最好先用热水或中药泡脚20~30分钟，以增强敏感度，提高疗效。

◎按摩时，可配合使用按摩介质（如按摩膏），不仅可以保护按摩者的手和被按摩者的足，还可以通过选择适当的药物介质以加强治疗作用，但不能涂抹过多。

◎按摩时，双足不要直对电风扇或过堂风；按摩后，双足不要立刻接触冷水。

第二章 按按手得健康

手部按摩是一种自然疗法，主要是通过对手部穴位进行按摩达到防病、治病的目的。虽然目前手部按摩无论是在理论上还是在应用上都尚不完善，但在某些领域上，它已经充分彰显了独特的优势。

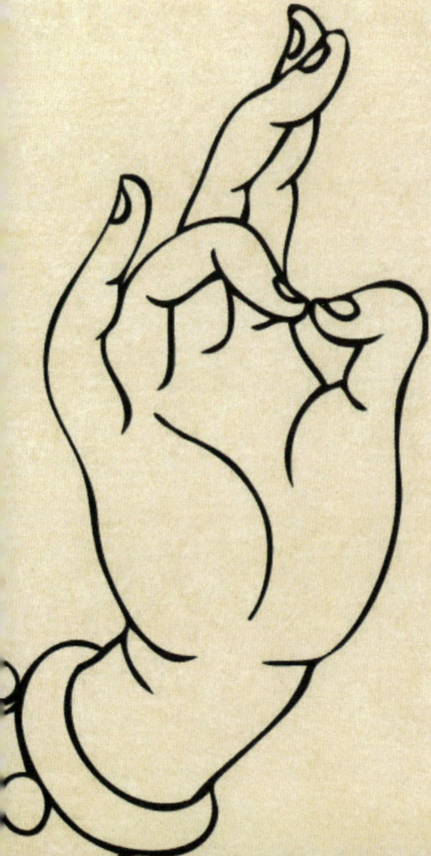

AN AN SHOU
DE JIAN KANG

手部穴位及反射区

❀ 手部经穴

手掌侧穴位

内关

定位 / 属手厥阴心包经,在前臂掌侧中央,腕横纹上两寸,两肌腱之间。

适用 / 心痛、心悸、心律不齐、胸闷、胃痛、呕吐、呃逆、失眠、偏头痛、肘臂挛痛等疾病。

按摩方法 / 指腹按揉、拿捏此穴位。

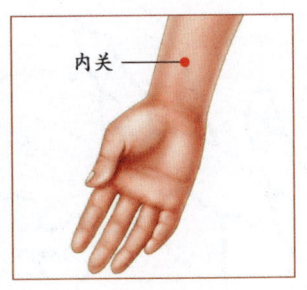

经渠

定位 / 属手太阴肺经,在前臂掌面桡侧,桡骨茎突与桡动脉之间的凹陷处,腕横纹上1寸,即中医按脉时中指所按处。

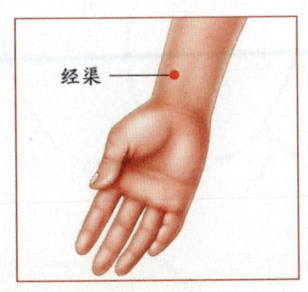

适用 / 咳嗽、咽喉肿痛；胸部胀满、胸背痛。

按摩方法 / 拇指端掐法或尖的梳子柄点按此穴位，注意不可重按脉搏跳动处。

太渊

定位 / 属手太阴肺经，在腕掌侧横纹桡侧，桡动脉搏动处。

适用 / 咳嗽、无脉症（动脉炎）、气喘、咽喉肿痛、胸痛、腕痛、缓解疲劳等。

按摩方法 / 用拇指指腹或尖的梳子柄点按此穴位，注意不可重按脉搏跳动处。

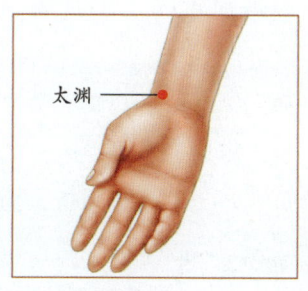

鱼际

定位 / 属手太阴肺经，约当第1掌骨中点桡侧，赤白肉际处。

适用 / 支气管炎、咳嗽、哮喘、咯血、咽喉肿痛、发热等疾病。

按摩方法 / 用拇指指腹点按此穴位。

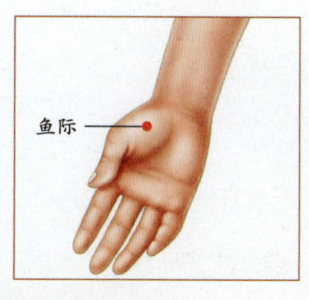

劳宫

定位/ 属手厥阴心包经，在手掌心，第2掌骨、第3掌骨之间偏于第3掌骨，握拳屈指时中指尖所到之处。

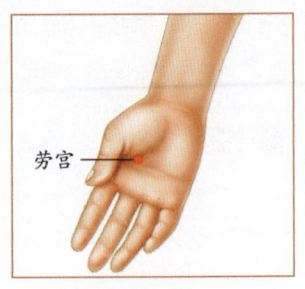

适用/ 口疮、口臭、鼻出血、癫痫、中风昏迷、中暑、手指麻木、高血压等。

按摩方法/ 拇指点按、掐法或手握健身球按摩穴位。

少商

定位/ 属手太阴肺经，在手拇指末节桡侧，距指甲角0.1寸。

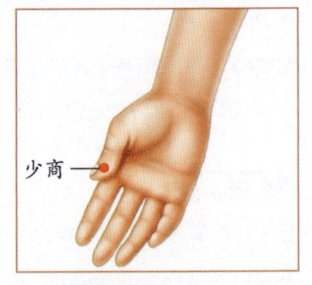

适用/ 肺部疾病、咳嗽咳痰；咽喉肿痛、发热、声音嘶哑、鼻子出血；中风突然昏迷、小儿惊风抽搐；手指肿胀、麻木；中暑呕吐。

按摩方法/ 掐法或用牙签、火柴等点压。

中冲

定位/ 属手厥阴心包经，在手中指尖端中央。

适用 / 中风昏迷、休克、中暑、小儿惊风、热病、心烦、心痛、舌强、颈痛等疾病。

按摩方法 / 拇指端掐法或用牙签等点压。

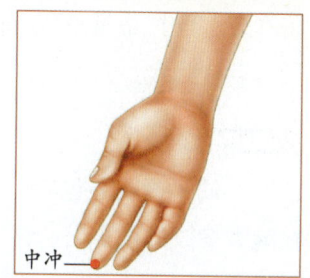

列缺

定位 / 属手太阴肺经，掌心相对两手虎口自然交叉，食指指尖所到位置。

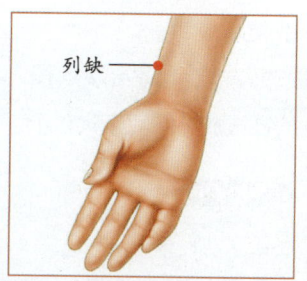

适用 / 外感头痛、颈椎病、落枕、咳喘、咽喉肿痛、口眼歪斜、齿痛等疾病。

按摩方法 / 指腹端按压或用牙签等点压。

少府

定位 / 属手少阴心经，在手掌面，第4掌骨、第5掌骨之间，握拳时，小指尖所到处。

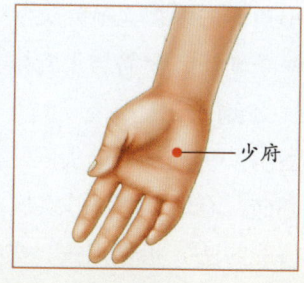

适用 / 心悸、胸痛、小指挛痛、臂神经痛等。

按摩方法 / 拇指端点按、按揉或用力握拳手小指着重用力点按此穴。

大陵

定位 / 属手厥阴心包经，在腕掌横纹的中点处，两肌腱之间。

适用 / 痛、心悸、胃痛、手腕麻痛等。

按摩方法 / 拇指端点按、按揉或放一圆豆于穴位上，持续按压圆豆进而按压穴位。

神门

定位 / 属手少阴心经，在腕部，腕掌侧横纹尺侧端，尺侧腕屈肌腱的桡侧凹陷处。即握紧空拳时，小指侧的手腕关节处突起一条硬筋，硬筋与手腕横纹交会凹陷处。

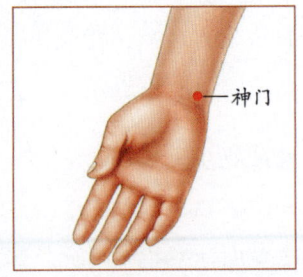

适用 / 神经衰弱、失眠、健忘、痴呆、精神分裂症、心痛、心烦、惊悸等疾病。

按摩方法 / 指端点按、按揉。

手背侧穴位

外关

定位／ 属手少阳三焦经，前臂外侧中央，腕背横纹上2寸，尺骨与桡骨之间。在与前臂内侧内关穴相对处取穴。

适用／ 手指麻疼、不能屈伸、肩痛；头痛、目赤肿痛、耳鸣、耳聋；热病、胸胁痛、高血压；偏瘫、小儿麻痹后遗症等。

按摩方法／ 指腹按揉、拿捏或用圆珠笔较尖的一端点按此穴位。

养老

定位／ 属手太阳小肠经，屈肘，一手掌心向胸，另一手食指放在尺骨小头上，旋转掌心使掌心向胸，食指尖下凹陷处。

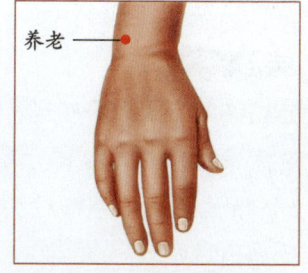

适用／ 急性腰扭伤，落枕；头痛、面痛、目视不明；肩臂酸痛、颈项强痛等。

按摩方法／ 手指端点按、掐法或用牙签、火柴等点压。

阳池

定位 / 属手少阳三焦经，在手的腕背横纹中，当指伸肌腱的尺侧缘凹陷处。

适用 / 目赤肿痛等。

按摩方法 / 手指端点按、掐法、按揉。

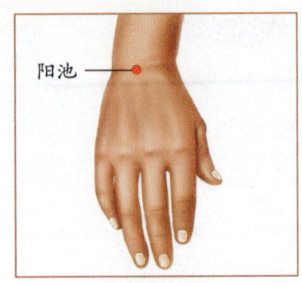

阳谷

定位 / 属手太阳小肠经，在手腕的尺侧，尺骨茎突与三角骨之间的凹陷处。

适用 / 臂腕外侧疼痛等。

按摩方法 / 用手指指腹端或圆珠笔端按压。

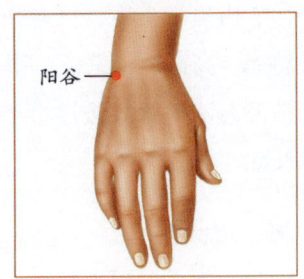

后溪

定位 / 属手太阳小肠经，在手掌尺侧，微握拳，第5掌指关节后的掌横纹头赤白肉际处。

适用 / 腰背痛、肩周炎。

按摩方法 / 拇指腹按揉。

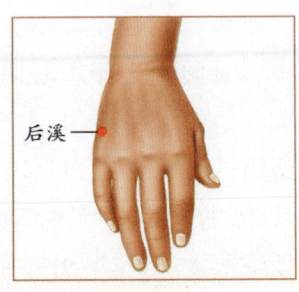

腕骨

定位 / 属手太阳小肠经，在手掌尺侧，第5掌骨基底与钩骨之间的凹陷，赤白肉际处。

适用 / 头项强痛等疾病。

按摩方法 / 用手指指腹端或圆珠笔端按压。

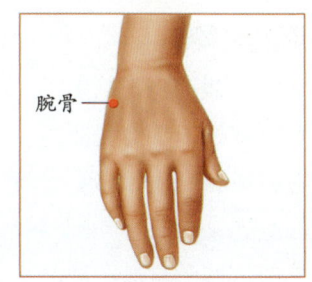

少冲

定位 / 属手少阴心经，在手小指末节桡侧，距指甲角0.1寸。

适用 / 心悸、心痛等。

按摩方法 / 掐法或用牙签、火柴等点压。

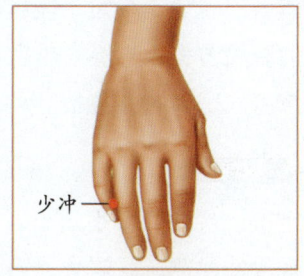

少泽

定位 / 属手太阳小肠经，在手小指末节尺侧，距指甲角0.1寸。

适用 / 头痛、耳鸣等。

按摩方法 / 拇指甲掐法或

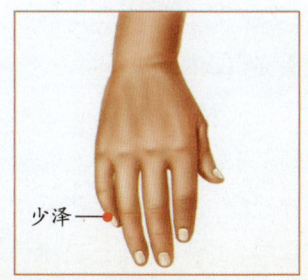

用牙签、火柴等点压。

中渚

定位/ 属手少阳三焦经，在手背处，掌指关节的后方，第4掌骨、第5掌骨间凹陷处。

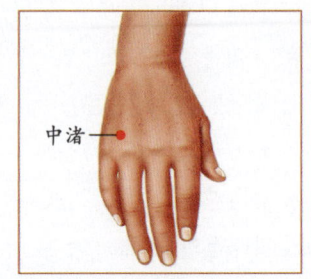

适用/ 眩、目痛、神经性耳聋、聋哑症、头痛、头晕、角膜白斑、喉痹；肩背部筋膜炎等劳损性疾病、肩背肘臂痛、手指不能屈伸、脊背痛、肋间神经痛、肘腕关节炎；疟疾、热病。

按摩方法/ 拇指点按。

前谷

定位/ 属手太阳小肠经，在手掌尺侧，微握拳，第5掌指关节前的掌指横纹头赤白肉际处。

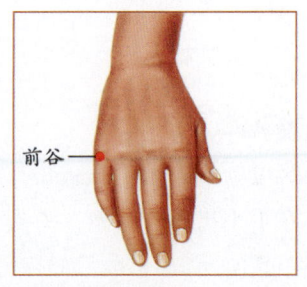

适用/ 精神神经系统疾病：热病、癫痫、前臂神经痛、头痛、手指麻木；五官科系统疾病：目痛、耳鸣、咽喉肿痛、扁桃体炎、腮腺炎；妇产科系统疾

病：产后无乳、乳腺炎等。

按摩方法 / 拇指腹点按、按揉。

液门

定位 / 属手少阳三焦经，在手背部，当第4指、第5指间，指蹼缘后方赤白肉际处。

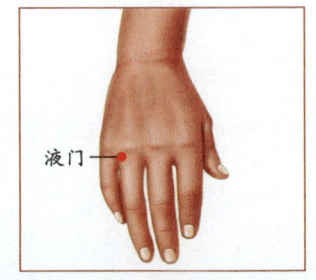

适用 / 五官科系统疾病：头痛、咽喉炎、耳疾、目赤、耳痛、耳鸣、耳聋、喉痹等；其他：疟疾、前臂肌痉挛或疼痛、颈椎病、肩关节周围炎、精神疾患等。

按摩方法 / 拇指、食指夹持穴位进行捻揉，或用小夹子夹住此穴，一松一夹刺激穴位。

关冲

定位 / 属手少阳三焦经，位于无名指末节尺侧，距指甲角0.1寸。

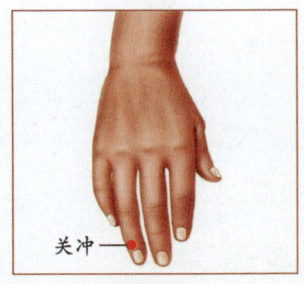

适用 / 突然昏迷、中暑、目赤、咽喉肿痛、耳聋耳鸣；发热无汗等。

按摩方法 / 掐法或用牙签点穴。

阳溪

定位/ 属手阳明大肠经，拇指上翘，在手腕桡侧，当拇长伸肌腱与拇短伸肌腱之间。

适用/ 目红肿痛、头痛、齿痛、咽喉肿痛；手腕部疼痛；热病心烦。

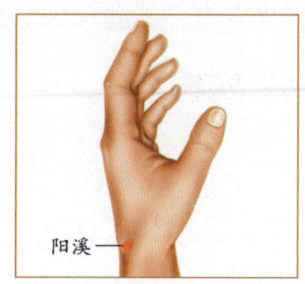

阳溪

按摩方法/ 食指点按或用牙签点压穴位。

合谷

定位/ 属手阳明大肠经，位于手背第1掌骨、第2掌骨之间，第2掌骨桡侧中点处。拇食指并拢，在肌肉的最高处取穴。

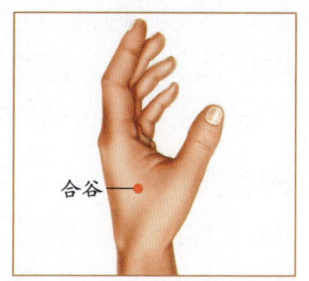

合谷

适用/ 目赤、头痛、耳鸣、咽喉肿痛、目赤肿痛、胃痛；还适用于精神分裂症、高血压；鼻出血；月经不调、闭经、乳少等。

按摩方法/ 以拇指指腹按压。

二间

定位/ 属手阳明大肠经，手指微握拳，在食指第2掌指关节前缘桡侧凹陷，赤白肉际处。

适用 / 手指及手背肿痛、食指屈伸不利；咽喉肿痛、牙痛、目痛红肿、热病、鼻出血等。

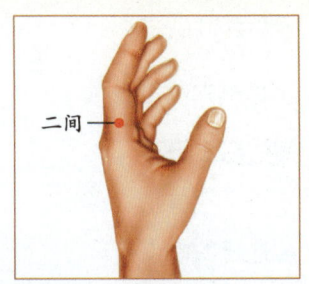
二间

按摩方法 / 用手指指腹或圆珠笔端、牙签按压穴位。

三间

定位 / 属手阳明大肠经，手指微握拳，在食指第2掌指关节后缘桡侧凹陷，赤白肉际处。

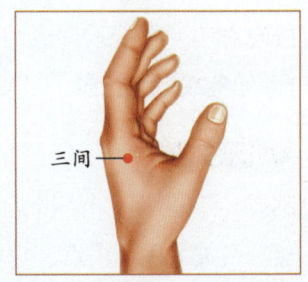
三间

适用 / 牙痛、咽喉肿痛、眼痛、急性结膜炎、青光眼；三叉神经痛、腹胀、扁桃体炎、肠泻、手指关节肿痛、肩关节周围炎。

按摩方法 / 用手指指腹端或圆珠笔端、牙签按压穴位。

保健指南

锻炼手腕的小动作

按顺时针和逆时针方向转动手腕25次，可缓解手腕肌肉酸痛感觉。

🏵 手针穴

手掌侧穴位

胃肠点

定位/ 手掌面,劳宫与大陵连线的中点处。

适用/ 急慢性胃炎、胃溃疡、消化不良、胆道蛔虫症等胃肠道疾病。

按摩方法/ 拇指按揉或用1束牙签或笔尖扎刺,反复多次进行效果最好。

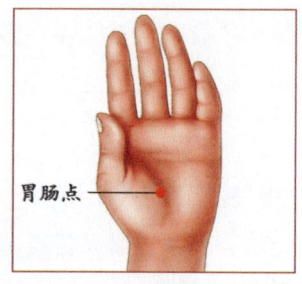

小肠点

定位/ 手掌面,食指近端、指关节横纹中点。

适用/ 腹泻等小肠疾病。

按摩方法/ 用拇指或中指指尖按压此穴或拇指、食指夹持捻揉,至穴位变红变热。

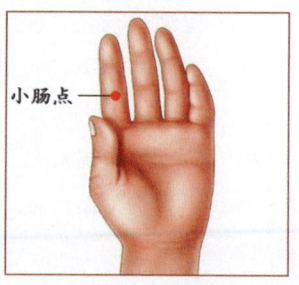

大肠点

定位/ 手掌面,食指远端、指关节横纹中点。

适用 / 便秘等大肠疾病。

按摩方法 / 用拇指或中指指尖按压此穴或拇指、食指夹持捻揉，至穴位变红变热。

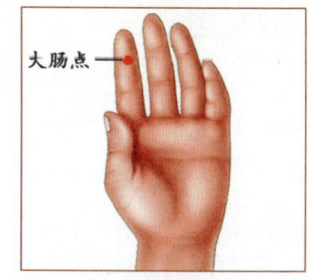

足跟痛点

定位 / 手掌面，大陵与胃肠点连线的中点处。

适用 / 足跟部痛。

按摩方法 / 用拇指或中指指尖按压此穴，至穴位变红变热，或用艾条灸反射区，以透热为度。

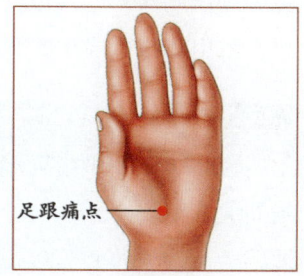

脾 点

定位 / 手掌面，拇指指间关节横纹中点处。

适用 / 腹胀痛、腹泻肠鸣、面色萎黄、水肿等。

按摩方法 / 用拇指或中指指尖按压此穴或拇指、食指夹持捻揉，至穴位变红变热。

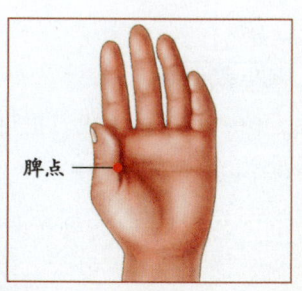

心 点

定位/ 手掌面，中指远端指间关节横纹的中点处。

适用/ 冠心病、心绞痛等心血管疾病。

按摩方法/ 用拇指或中指指尖按压此穴，至穴位变热，或用圆珠笔端在反射区痛点处点刺。

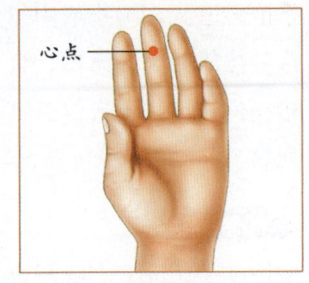

三焦点

定位/ 手掌面，中指近端指间关节横纹处。

适用/ 胸腔、腹腔等症。

按摩方法/ 用拇指或中指指尖按压此穴，至穴位变红变热。

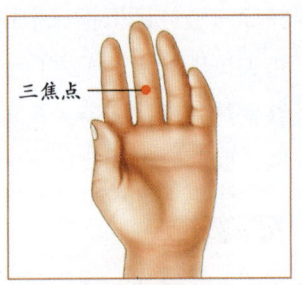

肝 点

定位/ 手掌面，无名指近端指间关节横纹的中点处。

适用/ 胁肋部疼痛、头痛、烦躁易怒、口苦、黄疸等肝胆病症。

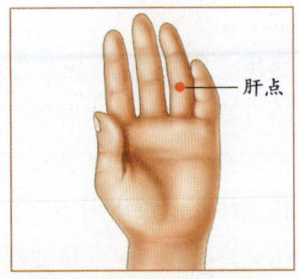

按摩方法 / 用拇指或中指指尖按压此穴，或拇指、食指夹持捻揉，至穴位变红变热。

喘点（咳嗽点）

定位 / 手掌面，食指掌指关节横纹靠近尺侧处。

适用 / 神经性头痛等。

按摩方法 / 用拇指或食指的尖端按压此穴，或者用艾条灸疗效也较好，每次3~5分钟。

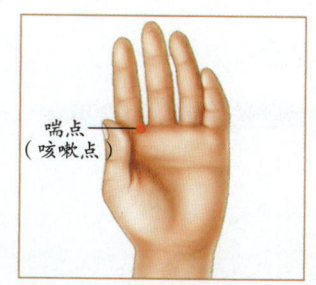

肺点

定位 / 手掌面，无名指远端指关节横纹中点处。

适用 / 胸闷、咳喘、呼吸困难、荨麻疹等。

按摩方法 / 用拇指或中指指尖按压此穴，至穴位变红变热。

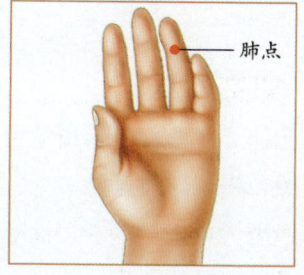

命门点

定位 / 手掌面，小指近端、指间关节横纹中点处。

适用 / 阳痿、早泄、前列腺炎、前列腺增生、月经不调等生殖系统疾病。

按摩方法 / 用拇指或食指尖端按压此穴。

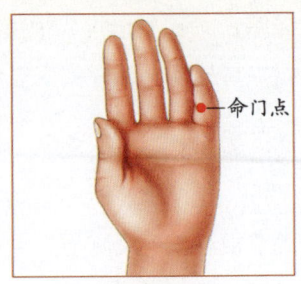
命门点

肾点（夜尿点）

定位 / 手掌面，小指远端、指间关节横纹中点处。

适用 / 遗尿、尿频、腰膝酸痛等。

按摩方法 / 用拇指或中指指尖按压此穴，至穴位变红变热。

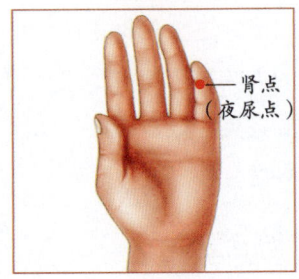
肾点（夜尿点）

咽喉点

定位 / 手掌面，拇指掌指关节横纹的中点处。

适用 / 咽喉肿痛、慢性咽炎、扁桃体炎等。

按摩方法 / 用拇指或中指指尖按压此穴，或拇指、食指夹持捻揉，至穴位变红变热。

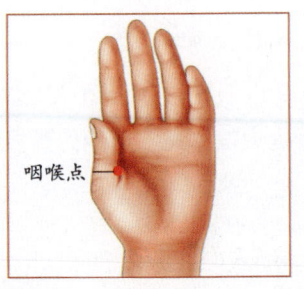
咽喉点

哮喘新穴

定位 / 手掌面，第4掌指、第5掌指关节之间的中间。

适用 / 哮喘、支气管炎等呼吸系统疾病。

按摩方法 / 用拇指或食指尖端按压此穴，或用艾条灸疗效也较好，每次3～5分钟。

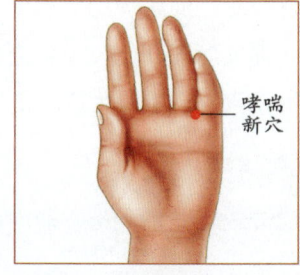

定惊点

定位 / 手掌面，大鱼际和小鱼际交接处的中点。

适用 / 小儿惊风、高热、惊厥等。

按摩方法 / 用拇指指腹按揉此穴，逐渐用力。

疟疾点

定位 / 第1掌骨与腕关节交接处，大鱼际的桡侧缘，赤白肉际处。

适用 / 疟疾、热病等。

按摩方法 / 用拇指指腹向

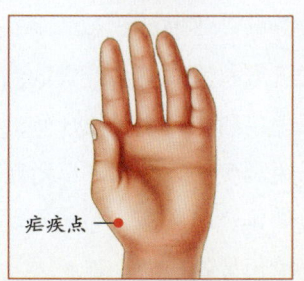

第1掌骨方向按压此穴，疗效较好，每次3～5分钟。寻找此穴的病理反射点可用单根牙签的锐利尖头，在病理反射区部位轻轻刺探，一经发现病理刺痛点，就可在该点用单根牙签反复扎刺。

急救点

定位/ 中指的尖端，即中冲穴。

适用/ 热病昏迷、中暑、晕眩突然晕倒、不省人事等症。

按摩方法/ 指甲用力扣掐，或用牙签或圆珠笔端重刺，以不刺破皮肤为宜。

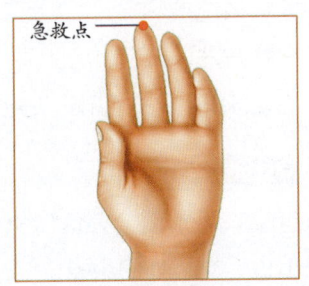

腓肠点

定位/ 小指中节指骨的中点处。

适用/ 下肢痉挛等。

按摩方法/ 寻找此穴的病理反射点可用单根牙签的锐利尖头，在病理反射区部位轻轻刺探，一经发现病理刺痛点，就可在该点用单根牙签反复扎刺。

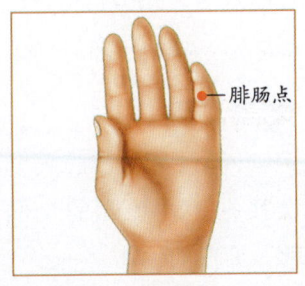

手背侧穴位

肺点

定位/ 手背第2掌骨中点桡侧缘。

适用/ 胸闷、咳喘等。

按摩方法/ 拇指、食指夹持穴位进行捻揉,至穴位变红变热。

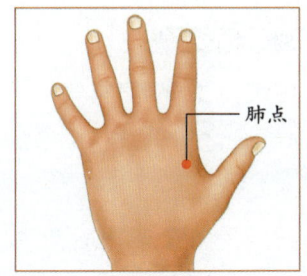
肺点

胸点

定位/ 手背拇指指间关节桡侧,靠近赤白肉际处。

适用/ 胸痛、癫痫等。

按摩方法/ 拇指、食指夹持穴位进行捻揉,至穴位变红变热。

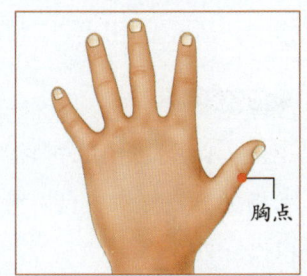
胸点

偏扶点

定位/ 手背部,第3掌骨上,腰肌点旁0.25寸。

适用/ 半身不遂、中风偏瘫后遗症等。

按摩方法/ 用拇指或中指

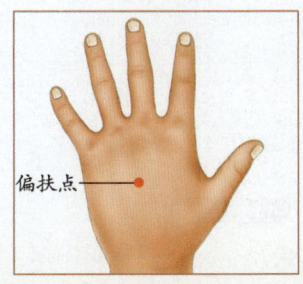
偏扶点

指尖按压，或用圆珠笔端或牙签点刺，约2分钟，以不刺破皮肤为宜。

腰肌点

定位/ 手背第3掌骨、第4掌骨之间，掌指关节后约2.5寸处。

适用/ 急慢性腰扭伤、腰肌劳损等腰痛病症。

按摩方法/ 用拇指或中指指尖按压，或用牙签点刺，至穴位变红变热。

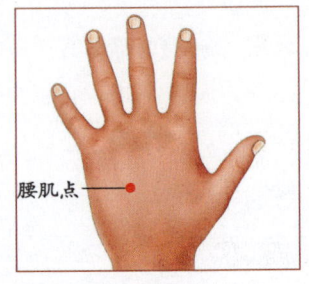

踝点

定位/ 此点位于手背拇指掌指关节桡侧缘中点，赤白肉际处。

适用/ 踝关节痛、踝关节扭伤、风湿性关节炎等。

按摩方法/ 用拇指指尖按压此穴，至穴位变热。

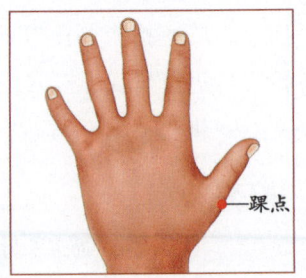

颈中

定位/ 手背大拇指中线，第1指骨中点处。

适用 / 落枕、颈项强硬疼痛等。

按摩方法 / 用拇指或中指指尖按压此穴，至穴位变红变热。

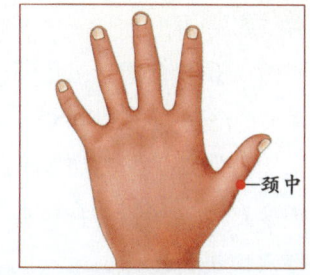

颈中

再创

定位 / 在手背侧，第1掌骨、第2掌骨结合部的凹陷处。

适用 / 中风偏瘫等病症。

按摩方法 / 用拇指或中指指尖按压此穴。

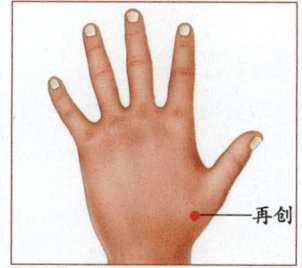

再创

后头点

定位 / 小指近端指间关节尺侧，赤白肉际处。

适用 / 此穴是缓解神经性后头痛的特效穴，还可以用于脊背痛、扁桃体炎、呃逆、臂痛等。

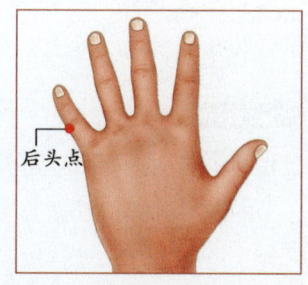

后头点

按摩方法 / 拇指、食指夹持穴位进行捻揉，至穴位变红变热。

前头点

定位/ 位于食指近端指间关节的桡侧，赤白肉际处。

适用/ 踝等关节疼痛等。

按摩方法/ 拇指、食指夹持穴位进行捻揉，至穴位变红变热。

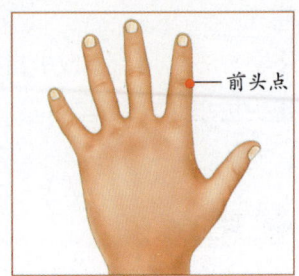

偏头点

定位/ 位于手背，第4指近端指间关节的桡侧，赤白肉际处。

适用/ 治疗偏头痛、胸胁痛等。

按摩方法/ 拇指、食指夹持穴位进行捻揉，至穴位变红变热。

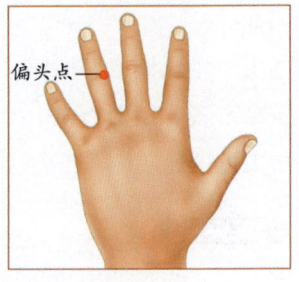

会阴点

定位/ 位于小指近节指间关节的桡侧，赤白肉际处。

适用/ 会阴部痛、痛经、白带过多等泌尿、生殖系统疾病。

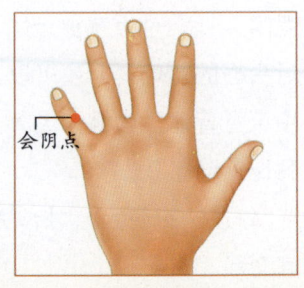

按摩方法 / 拇指、食指夹持穴位进行捻揉,至穴位变红变热。

坐骨神经点

定位 / 第4掌指、第5掌指关节之间,靠近第4掌指关节处。

适用 / 坐骨神经痛等。

按摩方法 / 用拇指或中指指尖按压此穴,或用圆珠笔端、按摩棒点按,至穴位变红变热,坚持每日数次。

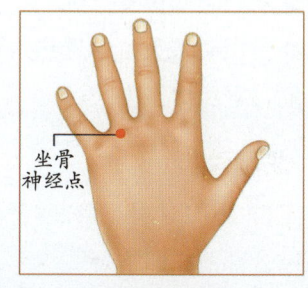
坐骨神经点

升压点

定位 / 腕背横纹中点处。

适用 / 低血压、眩晕、休克等。

按摩方法 / 用拇指或中指指尖按压此穴3~5分钟,至穴位变红变热;亦可用艾条灸,感觉热力能穿透皮下,不灼伤皮肤为宜。

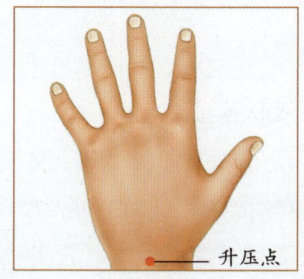
升压点

腹泻点

定位 / 手背,第3掌指、第4掌指关节后方约1寸处。

适用 / 腹痛、腹泻等。

按摩方法 / 用拇指或中指指尖或牙签末端按压此穴，至穴位变红变热。亦可用艾条灸，以透热为度，避免灼伤皮肤。

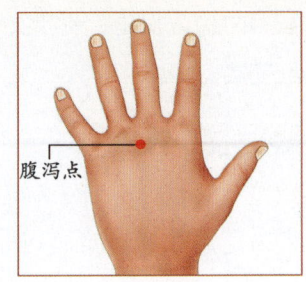
腹泻点

后合谷

定位 / 第1掌骨、第2掌骨结合部前方凹陷处。

适用 / 神经性头痛等。

按摩方法 / 在反射区的压痛点用按摩棒点按，每日数次。

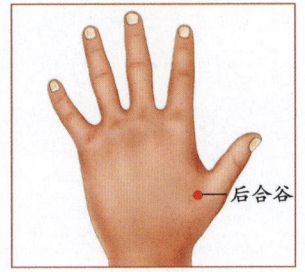
后合谷

熄喘

定位 / 手背侧，第2指、第3指之间，赤白肉际处。

适用 / 急慢性支气管炎、支气管哮喘等病。

按摩方法 / 拇指、食指夹持穴位进行捻揉，或用圆珠笔端或牙签点刺，约2分钟，以不刺破皮肤为宜。

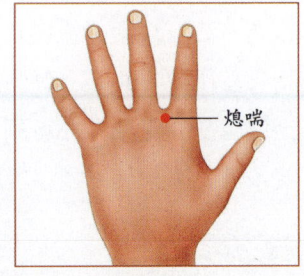
熄喘

胸骨

定位/ 手背侧，中指中线上第1节指骨中点处。

适用/ 胸部疼痛等疾病。

按摩方法/ 拇指、食指夹持穴位进行捻揉，至穴位变红变热。

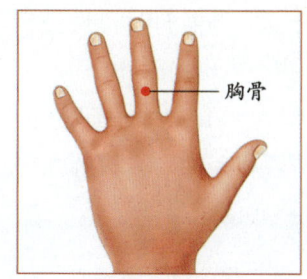
胸骨

牙痛点

定位/ 手背侧，第3指、第4指之间，赤白肉际处。

适用/ 牙痛、下颌关节疼痛等。

按摩方法/ 拇指、食指夹持穴位进行捻揉。

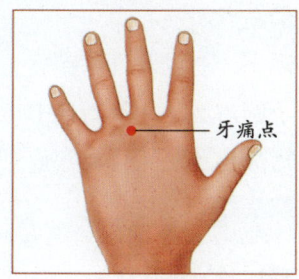
牙痛点

脊柱点

定位/ 小指掌指关节的尺侧，赤白肉际处。

适用/ 耳鸣、耳聋等。

按摩方法/ 用拇指或中指指尖按压此穴3～6分钟，至穴位变红变热。

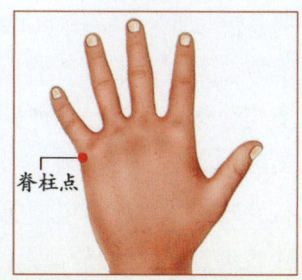
脊柱点

眼点

定位 / 在拇指指间关节尺侧，赤白肉际处。

适用 / 目赤肿痛等眼病。

按摩方法 / 拇指、食指夹持穴位捻揉。

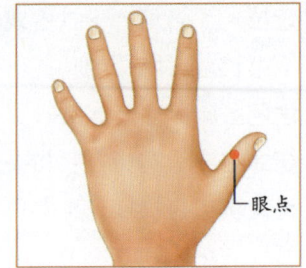

耳点

定位 / 手背第2掌指关节最高点。

适用 / 耳聋等耳部疾病。

按摩方法 / 用拇指或中指指尖按压此穴，至穴位变红变热。

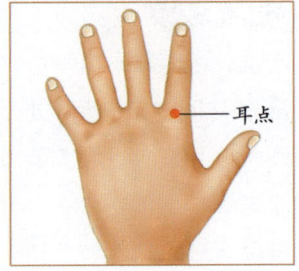

间鱼

定位 / 手背侧，第3指、第4指之间，牙痛点的上方。

适用 / 倦怠、嗜睡等神经系统病症。

按摩方法 / 用圆珠笔端或牙签尖点刺，约2分钟，以不刺破皮肤为宜。

腹上

定位/ 手背部，第4指中线上，近指关节中点处。

适用/ 腹胀腹痛、肠鸣腹泻、阳痿早泄等病症。

按摩方法/ 用拇指或食指尖端按压此穴，或用牙签在病理反射区刺探，用单根牙签反复扎刺。或用艾条灸疗效也较好，每次3~5分钟。

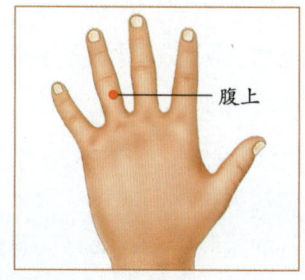

肩点

定位/ 手背部，第2指掌指关节桡侧，赤白肉际处。

适用/ 具有预防和治疗肩部疾病的疗效。可治疗肩周炎及其他肩部疾病；老年人经常按摩此穴，可预防肩部疾病。

按摩方法/ 拇指、食指夹持穴位进行捻揉，至穴位变红变热。

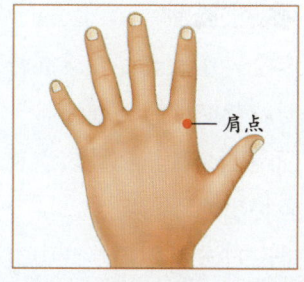

胞门

定位/ 手背部，第4掌骨、第5掌骨之间，中渚穴后

0.75寸。

适用 / 不孕、月经不调、遗精、阳痿、早泄等生殖系统病症。

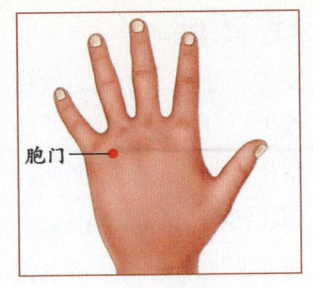

按摩方法 / 用拇指或中指指尖按压，或用单根牙签的锐利尖头在病理反射区刺探，一经找准病理刺痛点即可在该点用单根牙签反复扎刺，约2分钟，以不刺破皮肤为宜。如欲强化疗效也可在病理反射区加用艾灸。

止血点

定位 / 手背部，第4掌骨与腕背横纹的交点处。

适用 / 多种扭伤性疾病和各种出血性病症。

按摩方法 / 用拇指或中指指尖按压，或用圆珠笔端

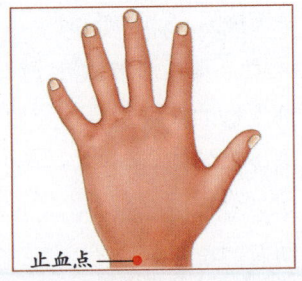

或牙签点刺，约2分钟，以不刺破皮肤为宜。亦可加用艾条灸，感觉热力能穿透皮下，不灼伤皮肤为宜，病症发作期可以连续应用。

手部反射区

大脑

定位/ 双手掌侧,十个手指末节的螺纹面。

适用/ 头昏、头痛、高血压等神经衰弱症。

按摩方法/ 由指尖向指根方向揉捏或推按10~30次。

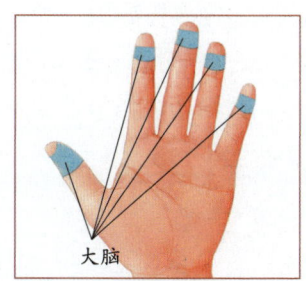
大脑

额窦

定位/ 双手掌面,十个手指的顶端约1厘米范围内。左额窦的反射区在右手上,右额窦的反射区在左手上。

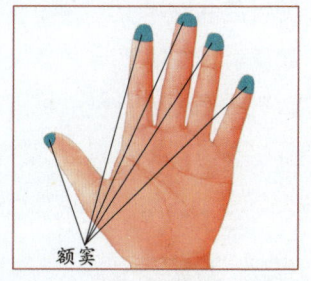
额窦

适用/ 头晕、头痛、失眠;眼部、耳部、鼻及鼻窦的疾患。

按摩方法/ 用牙刷柄或拇指指端在反射区上点按20~30次。

垂体

定位/ 在双手拇指指腹中央,即大脑反射区的深处。

适用/ 甲状腺、肾上腺、性腺等腺体功能失调所致疾病，如小儿生长发育不良、更年期综合征、骨质疏松、高血压等。

按摩方法 / 用牙刷柄点按，或拇指的指甲点按或掐按20~30次。

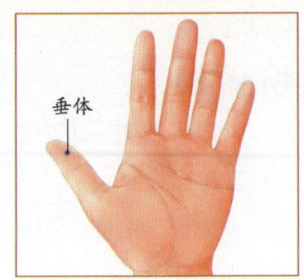

鼻

定位 / 手掌侧拇指末节指腹桡侧的中部。左侧鼻部反射区在右手上，右侧鼻部反射区在左手上。

适用 / 鼻塞、鼻炎、鼻出血、头痛、头晕等。

按摩方法 / 用力掐揉或点按20~30次。

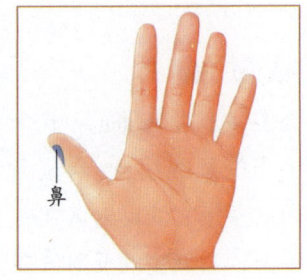

小脑、脑干

定位 / 双手掌侧，拇指指腹的侧面，即拇指末节指骨体近端1/2尺侧缘。左小脑、脑干反射区在右手上，右小脑、脑干反射区在左手上。

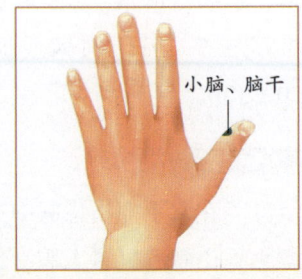

适用 / 头晕、头痛、记忆力减退、失眠、震颤麻痹、帕金森综合征等。

按摩方法 / 从指尖分别向指根用力推按20~40次。

三叉神经

定位 / 位于双手掌面,拇指指腹的尺侧缘远端处,即拇指末节指腹远端1/2尺侧缘。左三叉神经反射区在右手上,右三叉神经反射区在左手上。

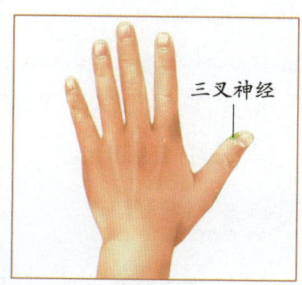

适用 / 三叉神经痛、面瘫、偏头痛、眼眶痛等。

按摩方法 / 向虎口方向推按或掐按30次左右。

眼

定位 / 位于双手的手掌和手背第2指、第3指的指根部。左眼反射区在右手上,右眼反射区在左手上。

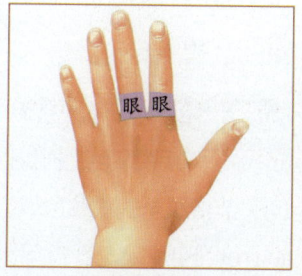

适用 / 结膜炎、青光眼、白内障、近视等。

按摩方法 / 按压反射区敏感点20~30次,有麻胀感最佳;或由桡侧向尺侧推按,掌面和掌背各按数次。

耳

定位 / 在双手手掌的第4指、第5指根部。左眼反射区在右手上，右眼反射区在左手上。

适用 / 晕车、晕船等。

按摩方法 / 在反射区的敏感点用力按压30次。

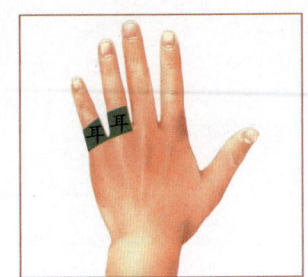

心脏

定位 / 左手尺侧，手掌及手背部第4掌骨、第5掌骨之间，近掌骨头处。

适用 / 心脏疾病等。

按摩方法 / 向手指方向推按20～30次。

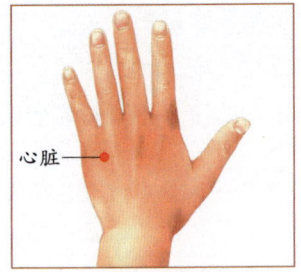

胸腔呼吸器官区

定位 / 双手的掌侧，拇指指间关节横纹至腕横纹区域。

适用 / 胸闷、气管炎等。

按摩方法 / 由反射区外侧向腕部横纹处推按10～30次。

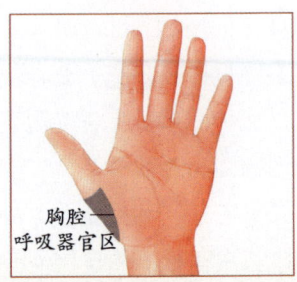

颈项

定位 / 在双手拇指近节掌侧和背侧。

适用 / 颈项僵硬、酸痛、头晕、消化道疾病等。

按摩方法 / 向指根方向全方位推按10次，每日数次。

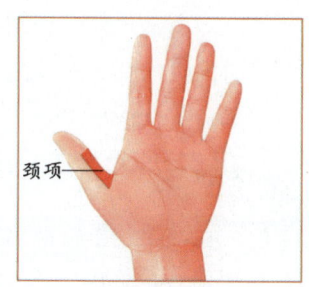

斜方肌

定位 / 手掌正面，在眼、耳的反射区下方，是一横带状区域。

适用 / 颈部、颈椎病等。

按摩方法 / 由尺侧向桡侧推按或点按20次。

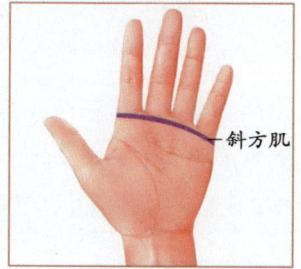

肺、支气管

定位 / 肺的反射区位于双手的掌侧，横跨第2、3、4、5掌骨，靠近掌指关节区域；支气管的反射区位于中指第3节指骨，中指根部为反射敏感点。

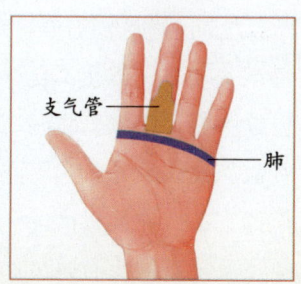

适用/ 肺及支气管的疾病，如肺炎、气管炎等。

按摩方法/ 从尺侧向桡侧推按20次；由中指根部向指尖方向推按10~30次，掐按中指根部敏感点20~30次为宜。

颈肩区

定位/ 在双手的十指根部近节指骨的两侧及各掌指关节结合处。双手的背面为颈肩后区，双手的掌面为颈肩前区。

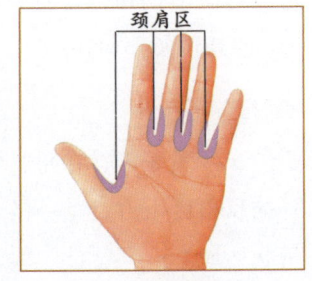

适用/ 各种颈椎病所致的头晕、头痛、头皮发麻、恶心、呕吐、视物模糊等。

按摩方法/ 由反射区向指根部用力推按10~20次。

胃脾大肠区

定位/ 在手掌面，第1、2掌骨之间的椭圆形区域处。

适用/ 胃炎、消化不良、食欲不振、腹胀、腹泻、贫血、皮肤病等。

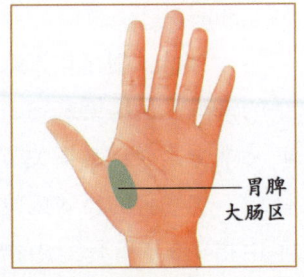

按摩方法/ 在反射区的刺痛点反复点刺或掐揉20~30次，至有热胀感为宜。

直肠、肛门

定位／ 双上肢前臂桡侧远端、约3横指的带状区域。

适用／ 内痔、外痔、肛裂、大便燥结、脱肛等。

按摩方法／ 用力向手腕方向推按40次，每日数次。

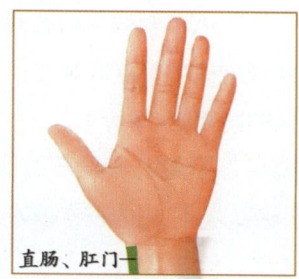
直肠、肛门

脊柱

定位／ 双手的第5掌指关节尺侧的赤白肉际处。

适用／ 腰痛、尾骶痛等。

按摩方法／ 在反射区的敏感点用力掐按20～30次，每日数次。

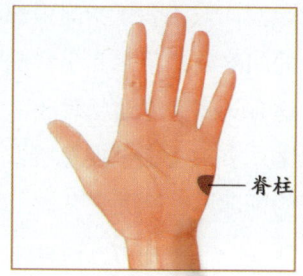
脊柱

肝

定位／ 位于右手掌侧及背侧，第4、5掌骨体中点之间。

适用／ 肝区不适、肝炎、肝硬化；眼病、眩晕等。

按摩方法／ 每次拿捏30次。

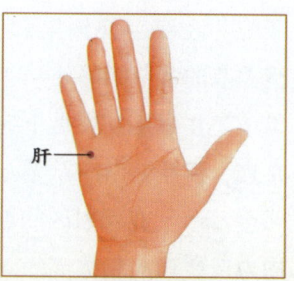
肝

胆囊

定位／右手掌侧，第4、5掌骨之间，紧靠肝脏反射区的腕侧第4掌骨处。

适用／胆囊炎、胆结石等。

按摩方法／用力按压或拿捏20次，每日数次。

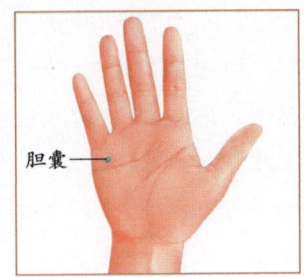
胆囊

头颈淋巴结

定位／双手各手指间根部的凹陷处，手掌和手背侧均有头颈淋巴结反射区。

适用／对头面部疾患所致的颈部淋巴结肿大有效。

按摩方法／用力点掐20次。

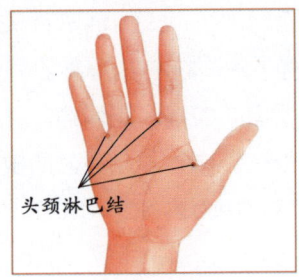
头颈淋巴结

甲状旁腺

定位／在双手桡侧第1掌指关节的背部凹陷处。

适用／甲状腺功能低下或亢进、盗汗、白内障等。

按摩方法／在反射区的点用力按压10～30次。

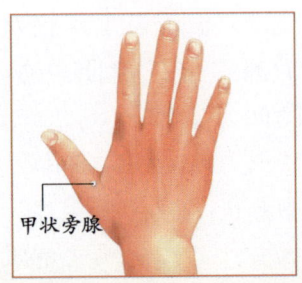
甲状旁腺

肩关节

定位／ 双手第5掌指关节尺侧凹陷处。在手背部为肩前反射区，赤白肉际处为肩中反射区，手掌部为肩后部反射区。

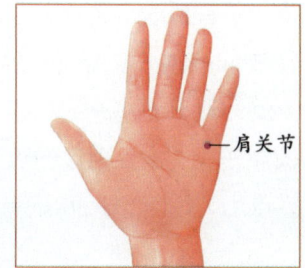

适用／ 肩关节周围炎、肩部软组织损伤等。

按摩方法／ 在反射区的敏感点用力掐按10~30次。

甲状腺

定位／ 在双手掌侧第1掌骨近心端起至第1、2掌骨之间，转向拇指间方向至虎口边缘连成带状区域。转弯处为反射区敏感点。

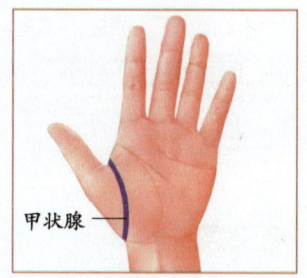

适用／ 甲状腺功能亢进所致的心悸、烦躁、多汗；小儿生长发育不良等。

按摩方法／ 由桡侧赤白肉际处推向虎口10~30次，揉按敏感点10~30次。

胸部淋巴结

定位／ 在双手第1掌指关节的尺侧。

适用/ 各种炎性病症、发热、子宫肌瘤、乳腺炎、乳腺小叶增生、胸部闷痛、免疫力低下等。

按摩方法/ 在反射区的敏感点用力按压20～30次。

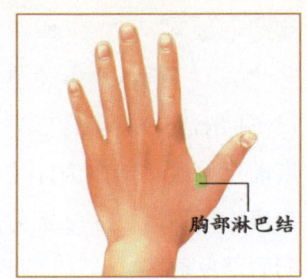
胸部淋巴结

脾

定位/ 在左手的掌侧第4、5掌骨间，膈反射区与横结肠反射区之间。

适用/ 发热、贫血、高血压、肌肉酸痛、唇炎、消化不良、皮肤病等。

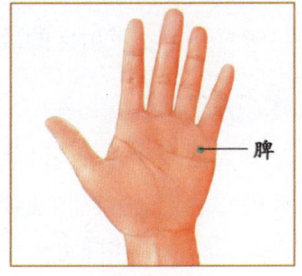
脾

按摩方法/ 在反射区的敏感点用力按压20～40次。

膝关节

定位/ 双手第5掌骨近端尺侧缘与腕骨所形成的凹陷处。双手的背部为膝的前部反射区，赤白肉际处为膝的两侧反射区，手掌部为膝的后部反射区。

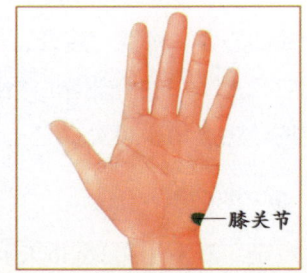
膝关节

适用/ 膝关节周围炎、膝关节骨质增生、风湿性关节炎、类风湿关节炎、老年性关节炎等。

按摩方法/ 在反射区的刺痛点反复点刺或掐揉20～30次,以有热胀感为宜。

大肠

定位/ 位于双手掌侧中下部分,包括盲肠、阑尾、回盲瓣、升结肠、横结肠、降结肠、乙状结肠、肛管、肛门各反射区。

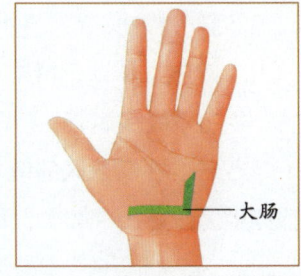

适用/ 腹胀、腹泻、便秘、结肠炎、腹痛、结肠肿瘤、直肠炎、乙状结肠炎、痔疮、肛裂等。

按摩方法/ 推按、按揉或揉掐20～30次。

小肠

定位/ 双手掌心结肠各反射区及直肠反射区所包围的区域。

适用/ 小肠炎症、肠功能紊乱、腹泻、消化不良、心律失常、贫血等。

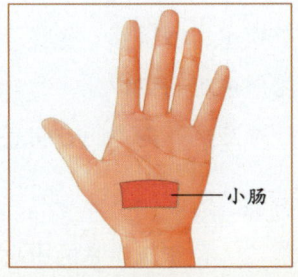

按摩方法／用力向手腕方向快速、均匀推按20~40次，每日数次。

肾上腺

定位／在双手的掌侧第2、3掌骨之间，距离第2、3掌骨头约1横指。

适用／哮喘、晕厥、糖尿病、生殖系统疾病等。

按摩方法／在反射区的敏感点用力按压20~40次，每日数次。

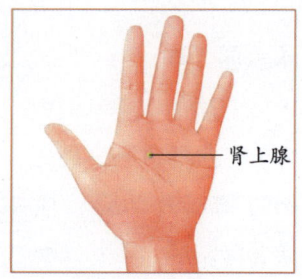
肾上腺

膀胱

定位／在双手掌的下方，大、小鱼际交界处的凹陷中，其下为头状骨骨面。

适用／肾炎、肾结石等肾脏疾患；输尿管、膀胱等泌尿系统的疾病。

按摩方法／向手腕方向点按20~30次。

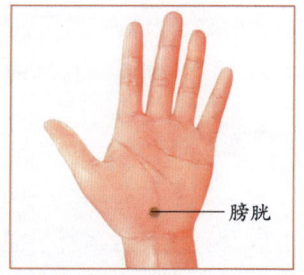
膀胱

肾

定位／位于双手掌的中央，相当于劳宫穴（位于手掌心，在第2掌骨、第3掌骨之间偏于第3掌骨，握拳屈指时中指尖所到之处）处。

适用/ 急慢性肾炎、肾结石、肾功能不全、喘息、耳鸣、前列腺增生等。

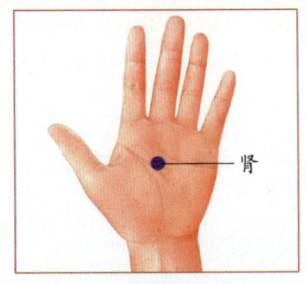
肾

按摩方法/ 在反射区的敏感点用力按压10～30次，每日10次。

腹腔神经丛

定位/ 位于双手掌侧第2、3掌骨及第3、4掌骨之间，肾反射区两侧。

适用/ 胃肠功能紊乱、腹胀、腹泻、消化不良症、胸闷、烦躁、失眠、更年期综合征、生殖系统疾患等。

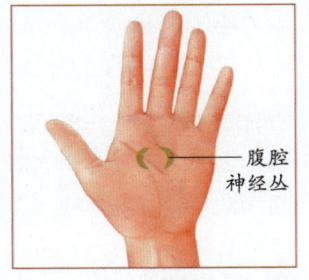
腹腔神经丛

按摩方法/ 在反射区的敏感点用力按压10～30次，以反射区有热胀感为宜。

输尿管

定位/ 位于双手掌中部，肾反射区与膀胱反射区之间的带状区域。

适用 / 尿路感染、血尿、输尿管结石、肾积水；高血压、动脉粥样硬化等。

按摩方法 / 向手腕方向推按20~30次，以反射区有热胀感为宜。

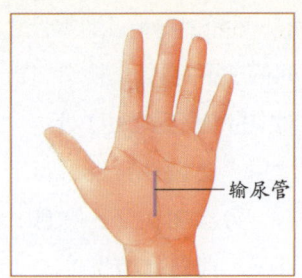
输尿管

生殖腺

定位 / 在双手掌腕横纹的中点处，相当于手厥阴心包经的大陵穴。

适用 / 不孕不育症；月经不调、前列腺增生等。

按摩方法 / 用力按揉反射区的敏感点20~40次，每日数次。

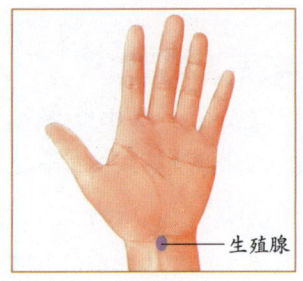
生殖腺

食管、气管

定位 / 位于双手拇指近节指骨的桡侧，赤白肉际处。

适用 / 各种气管炎症等。

按摩方法 / 向指根方向推按或掐按20~40次，有酸麻感最佳，每日数次。

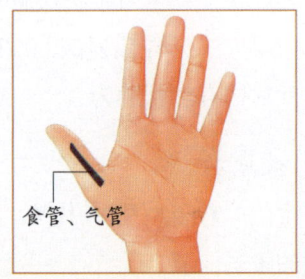
食管、气管

胃

定位/ 在双手第1掌骨体的远端。

适用/ 胃炎、胃溃疡、胃下垂、消化不良等。

按摩方法/ 向手腕方向推按20~30次，每日数次。

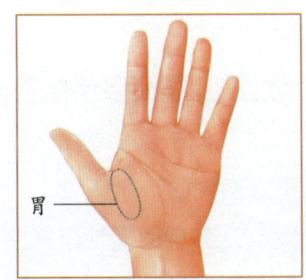

腹股沟

定位/ 在双手掌侧腕横纹的桡侧端，桡骨头凹陷处。相当于手太阴肺经的太渊穴。

适用/ 女性盆腔炎等。

按摩方法/ 用力按揉反射区的敏感点20~30次，每日数次。

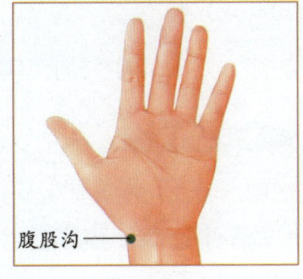

胰腺

定位/ 在双手胃反射区与十二指肠反射区之间，第1掌骨体中部。

适用/ 胰腺炎、胰腺肿瘤、食欲不振、糖尿病等。

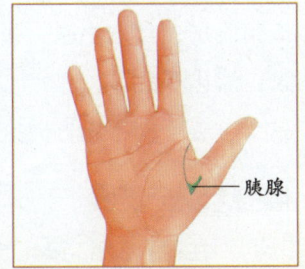

按摩方法 / 向手腕方向推按20~30次，每日可进行数次。

前列腺、子宫、阴道、尿道

定位 / 位于双手掌侧横纹中点两侧的带状区域。

适用 / 各种急慢性尿路感染、尿道炎、阴道炎、前列腺炎、前列腺肥大、前列腺增生等。

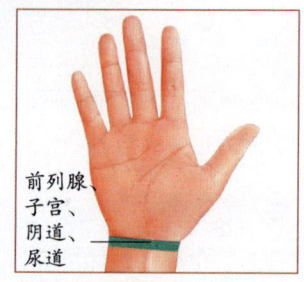

按摩方法 / 由中间向两侧分推30~50次。

十二指肠

定位 / 在双手掌侧，第1掌骨体近端，胰腺反射区的下方。

适用 / 十二指肠炎、十二指肠溃疡；食欲不振、腹胀、消化不良等。

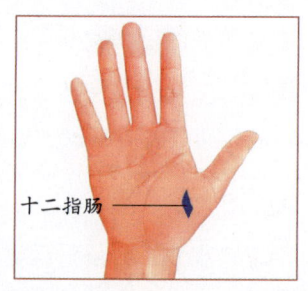

按摩方法 / 向手腕方向推按20~30次。

盲肠、阑尾

定位 / 在右手掌侧，第4、5掌骨底与腕骨结合部近尺侧。

适用 / 腹胀、腹泻、便秘、急慢性阑尾炎及其术后并发症等。

按摩方法 / 按揉或揉掐20～40次。

横结肠

定位 / 在右手掌侧,升结肠反射区至虎口之间的带状区域,左手掌侧与右手掌相对应的区域,其尺侧接降结肠反射区。

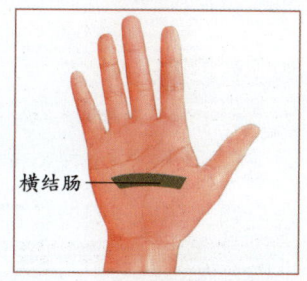
盲肠、阑尾

横结肠

适用 / 腹胀、结肠炎等。

按摩方法 / 向手腕方向推按约30次,以有酸胀感为宜。

乙状结肠

定位 / 在左手掌侧,第5掌骨底与腕骨交接的腕掌关节处至第1、2掌骨结合部的带状区域。

适用 / 直肠炎、便秘、结肠炎等。

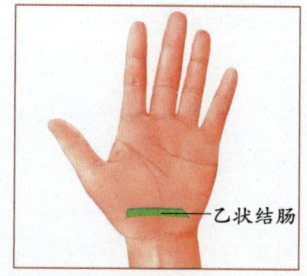
乙状结肠

按摩方法 / 由尺侧向桡侧推按或点按20～40次。

肛管、肛门

定位 / 在左手掌侧，第2腕掌关节处。

适用 / 肛门周围炎症、痔疮、肛裂、便秘等。

按摩方法 / 用力掐按该处20～30次。

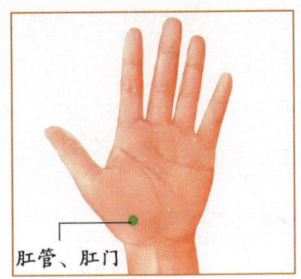
肛管、肛门

回盲瓣

定位 / 在右手掌侧，第4、5掌骨底与腕骨结合部近桡侧，盲肠、阑尾反射区的上方稍近。

适用 / 腹部胀气等。

按摩方法 / 每日揉掐数次。

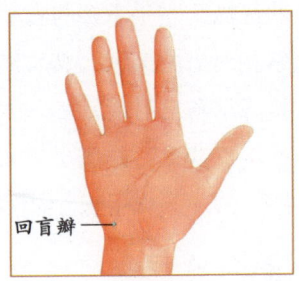
回盲瓣

升结肠

定位 / 在右手掌侧，第4、5掌骨之间，约平虎口水平之间的带状区域。

适用 / 结肠肿瘤等。

按摩方法 / 向手指方向推按20～30次。

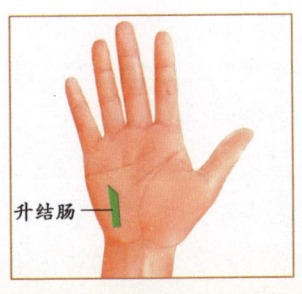
升结肠

降结肠

定位/ 在左手掌侧,平虎口水平,第4、5掌骨之间至腕骨之间的带状区域。

适用/ 结肠炎等疾病。

按摩方法/ 向手腕方向推按30次,每日数次。

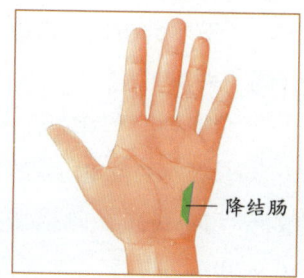
降结肠

扁桃体

定位/ 双手拇指近节背侧正中线肌腱的两侧,即喉、气管反射区的两侧。

适用/ 扁桃体炎、咽喉肿痛、发热等。

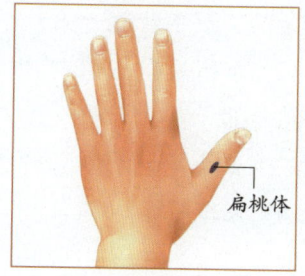
扁桃体

按摩方法/ 向手指尖方向用力推按,以有麻胀感为宜,每次20~30次。

舌、口腔

定位/ 双手拇指背侧,手指间关节横纹的中央。

适用/ 口腔溃疡等。

按摩方法/ 用力掐揉或点按10~20次。

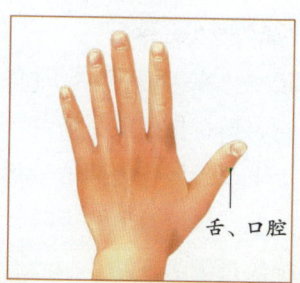
舌、口腔

喉、气管

定位/ 双手拇指近节指骨背侧中央。

适用/ 咽喉炎、气管炎等。

按摩方法/ 在反射区的敏感点向手腕方向推按10~20次。

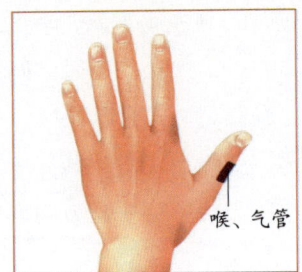
喉、气管

内耳迷路

定位/ 双手背侧，第3、4、5掌指关节之间的指根结合部。

适用/ 头晕、耳鸣、高血压、晕车船等。

按摩方法/ 在反射区的敏感点以拇指、食指沿指缝向手指方向推按10次左右。

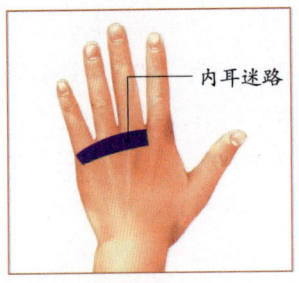
内耳迷路

上、下颌

定位/ 在双手拇指的背侧，拇指指间关节横纹与上下最近皱纹之间的带状区域。横纹远侧为上颌，横纹近侧为下颌。

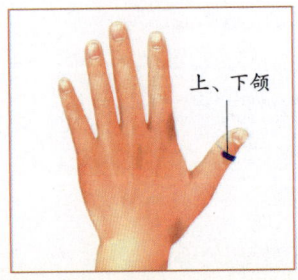
上、下颌

适用 / 牙龈炎、牙周炎、颞下颌关节炎、打鼾等。

按摩方法 / 在反射区的压痛点由尺侧向桡侧推按或点按20次。

胸、乳房

定位 / 在双手手背的第2、3、4掌骨的近手指端。

适用 / 胸部疾患、肺病、心脏病、乳房疾患、乳汁不足、胸部满闷、胸部软组织损伤等。

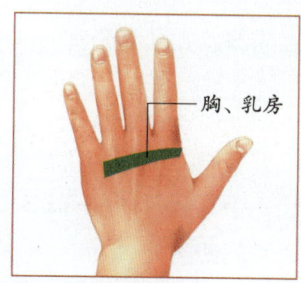

胸、乳房

按摩方法 / 由腕背方向向桡侧推按或掐按20次。

膈、横膈膜

定位 / 手背侧,横跨第2、3、4、5掌骨中点的带状区域。

适用 / 消化不良等。

按摩方法 / 由桡侧向尺侧推按20~30次。

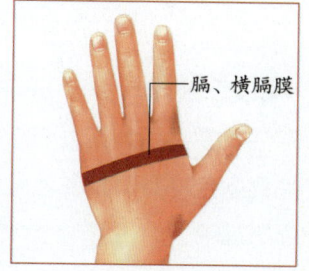

膈、横膈膜

上身淋巴系统

定位 / 在双手背部尺侧,手背腕骨与尺骨之间的凹陷处。

适用/ 各种炎症、子宫肌瘤、免疫力低下等。

按摩方法/ 在反射区的敏感点用力按压10~30次，以局部感觉酸麻为宜。

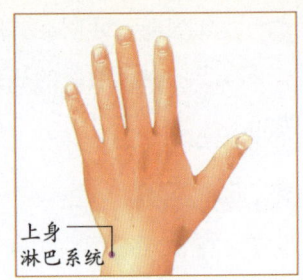
上身淋巴系统

下身淋巴系统

定位/ 在手背部的桡侧缘，手背腕骨与前臂桡骨之间的凹陷处。

适用/ 各种炎症、水肿、囊肿及免疫力低下等。

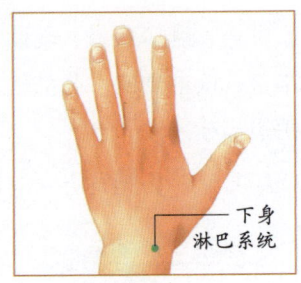
下身淋巴系统

按摩方法/ 在反射区的敏感点用力按压10~30次，以有酸胀感为宜。

颈椎

定位/ 在双手各指近节指骨背侧近桡侧以及各掌骨背侧远端，约占整个掌骨体的1/5。

适用/ 颈椎病及颈椎病引起的头痛、头晕、耳鸣、

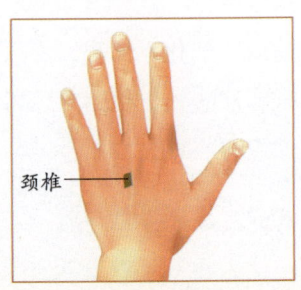
颈椎

胸闷、颈椎酸痛或僵硬等病症。

按摩方法/ 由反射区敏感点的远端向手腕方向推按20~30次。

腰椎

定位/ 在双手的背侧，各掌骨近端，约占整个掌骨体的1/2。

适用/ 急慢性腰扭伤、腰肌劳损、腰椎间盘突出症、坐骨神经痛等。

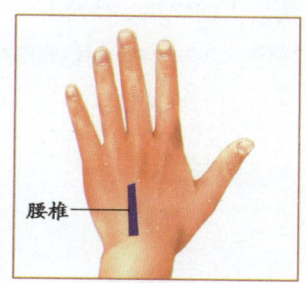
腰椎

按摩方法/ 由反射区敏感点的远端向手腕方向推按20~30次，至有酸麻热胀感为宜。

骶椎

定位/ 在双手的背侧，各腕掌关节结合处。

适用/ 腰骶部损伤、坐骨神经痛；便秘；女性盆腔炎、男性前列腺炎等。

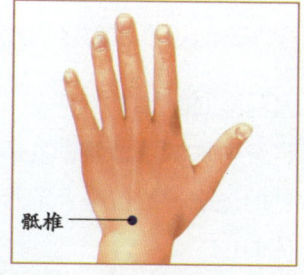
骶椎

按摩方法/ 由反射区敏感点的远端向手腕方向用力掐按20~30次，至有酸麻热胀感为宜。

尾骨

定位 / 在双手背侧,腕背横纹区域。

适用 / 骶尾骨的损伤、疼痛;大便燥结、痔疮等。

按摩方法 / 在反射区的敏感点用力掐按20~30次。

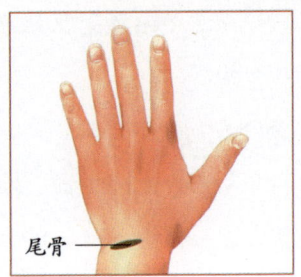
尾骨

肘关节

定位 / 在双手的背侧,第5掌骨体中部尺侧。

适用 / 肘部的软组织损伤,如网球肘、学生肘、矿工肘等,以及风湿性关节炎等。

按摩方法 / 在反射区痛点反复点刺或掐揉20~30次。

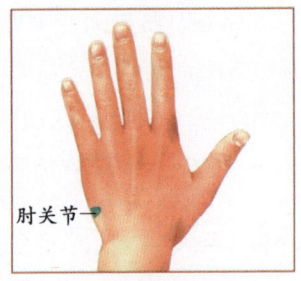
肘关节

胸椎

定位 / 在双手背侧,各掌骨的远端,约占整个掌骨体的1/2。

适用 / 颈肩部、背部软组织损伤;心脏供血不足

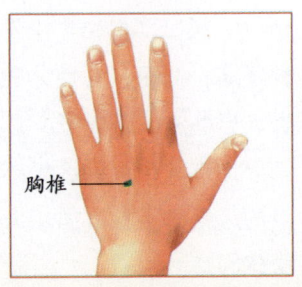
胸椎

引起的胸闷、胸痛、心悸等；肺炎、支气管炎、肺癌等。经常按摩此穴位，能改善胸部的血液循环，增强肺的气体交换能力，提高机体的免疫功能。

按摩方法/ 由反射区敏感点的远端向手腕方向推按20～30次，至有酸麻热胀感为宜。

髋关节

定位/ 在双手的背侧，尺骨和桡骨茎突骨面的周围。

适用/ 坐骨神经痛、髋关节疼痛、肩关节疼痛、腰痛痛、便秘、痔疮等。

按摩方法/ 在反射区的敏感点用力掐按20～30次。

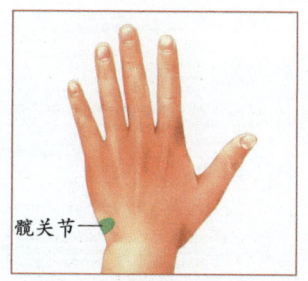
髋关节

肋骨

定位/ 手背侧，内侧肋骨反射区位于第2掌骨体中部偏远端的桡侧，外侧肋骨反射区位于第4、5掌骨之间近掌骨底的凹陷中。

适用/ 各种肋骨病变、肋间神经痛、胸膜炎、不明原因的胸痛、心前区不适、

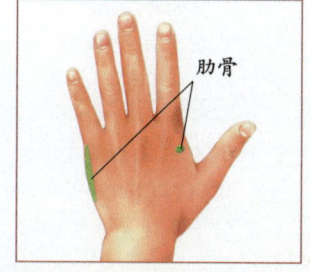
肋骨

胸闷、支气管炎、肺炎等。

按摩方法 / 在反射区的敏感点用力点按20～30次，每日数次，至反射区有热胀感为宜，避免损伤皮肤。

血压区

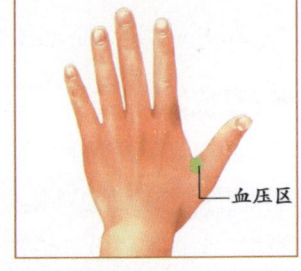

血压区

定位 / 手背侧，由第1掌骨、阳溪穴、第2掌骨所包围的区域及食指近节指骨近端1/2的桡侧。

适用 / 高血压或低血压所致的各种症状，如头痛、眩晕、视物不清、下肢水肿、肾功能不全等。

按摩方法 / 每次按揉反射区10～20分钟。

保健指南

如何保持手部清洁

◎经常仔细清洁手部。

◎避免用手触摸眼睛、鼻子或嘴巴，应尽量少用手摸脸，因为面部的眼、鼻、口能使病毒绕过皮肤这道天然保护屏障直接侵入体内。

◎虽然人们很难完全杜绝手脸接触，但也无需为此担忧、烦恼，因为，只要我们坚持洗手，保持手部清洁，就算把手直接伸进嘴巴里，进入体内的细菌和病毒也不会增加。

按按足 得健康

足部反射区以及下肢穴位的按摩是以中医理论为基础的保健按摩。它以经络穴位按摩为主,手法渗透力强,可以帮助人体放松肌肉、解除疲劳、调节功能,具有提高人体免疫力、疏通经络气血、平衡阴阳、延年益寿的功效。

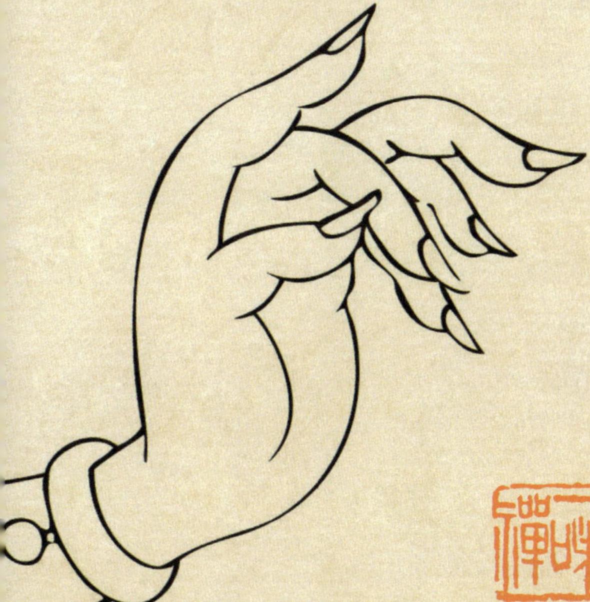

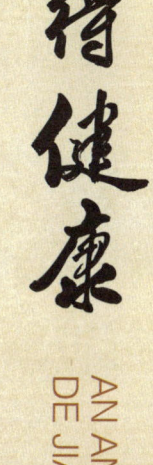

AN AN ZU
DE JIAN KANG

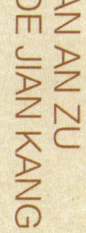

足部穴位及反射区

❀ 足底穴位及反射区

肾上腺

定位／ 位于双足底第2、3跖骨与趾骨关节所形成的"人"字形交叉靠近外侧处。

适用／ 心律不齐、昏厥、心悸、心慌、关节炎等。

按摩方法／ 用拇指指尖或单食指指间关节,向足跟方向按压3~5次。

操作要领／ 按压时节奏稍慢,有温热感,渗透力要强。

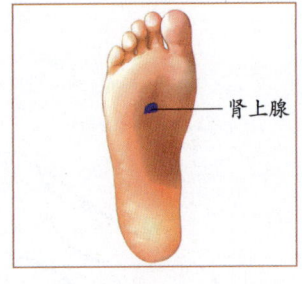
肾上腺

腹腔神经丛

定位／ 位于双足底中心,第3、4趾骨中部,分布在肾脏反射区和胃反射区附近。

适用／ 胃肠神经官能症、腹泻、便秘、胃痉挛、呃

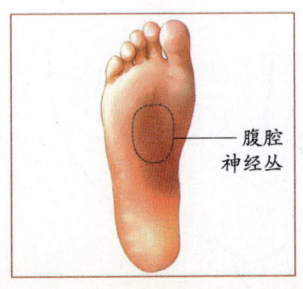
腹腔神经丛

逆、反酸等。

按摩方法／ 单食指指间关节左弧形刮压3～5次。

操作要领／ 按摩力度均匀，逐渐用力以增强渗透力。

肾脏

定位／ 位于双足足底中央第2、3跖骨与趾骨关节所形成的"人"字形交叉后方中央凹陷处，即涌泉穴位置。

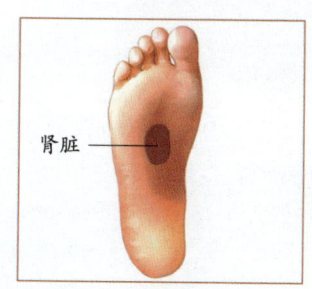

肾脏

适用／ 肾盂肾炎、肾小球肾炎、肾功能不全、水肿、尿毒症；风湿热、关节炎；高血压等。

按摩方法／ 用单食指指间关节定点按压3～5次。

操作要领／ 节奏稍慢，渗透力要强。

输尿管

定位／ 位于双足足底肾反射区至膀胱反射区之间，呈一斜线状区域。

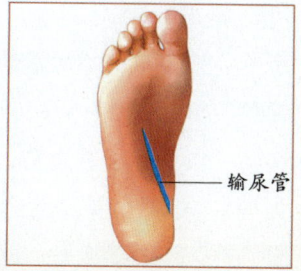

输尿管

适用／ 输尿管结石、输尿管炎、输尿管狭窄、排尿困难、关节炎、痛风、高血压等。

按摩方法 / 用单食指指间关节从肾脏反射区推按至膀胱反射区3～5次。

操作要领 / 力度均匀,平稳、避免滑脱,以感觉舒适为宜。

膀　胱

定位 / 位于双足足底内侧舟状骨下方,拇展肌内侧。

适用 / 肾结石、膀胱结石、输尿管结石、膀胱炎、尿道炎;动脉粥样硬化症、高血压等。

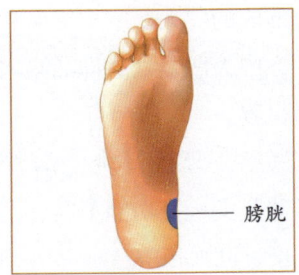

按摩方法 / 用单食指指间关节定点按压,并由前向后推按3～5次。

操作要领 / 该区较敏感,力度不宜过大。

额　窦

定位 / 双足五趾靠尖端约1厘米直径的范围内。

适用 / 脑中风、脑震荡;头痛、失眠;鼻窦炎及眼、耳、口腔等疾患。

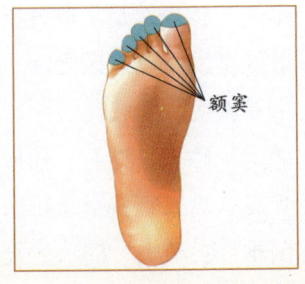

按摩方法 / 用单食指指间关节由内向外推压拇趾3~5次，其余趾额窦反射区由前向后推压3~5次。

操作要领 / 力度均匀、平稳，避免滑脱。

三叉神经

定位 / 位于双足拇趾第1节的内侧处。左侧三叉神经反射区在右脚上，右侧三叉神经反射区在左脚上。

适用 / 偏头痛；腮腺炎；耳、眼、鼻、牙的疾患。

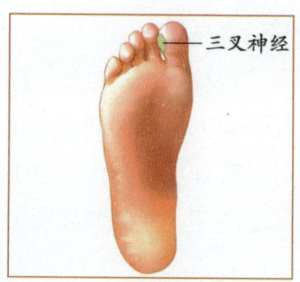

按摩方法 / 用拇指指腹或拇指指间关节背侧屈曲，由趾端向趾根部方向推按3~5次。

操作要领 / 该区较敏感，力度不宜过大，以被按摩者感觉舒适为宜。

脑垂体

定位 / 位于双足拇趾趾腹的正中央，在脑部反射区中心。

适用 / 甲状腺功能亢进或低下、脾功能亢进、胰腺炎、糖尿病；小儿发育不

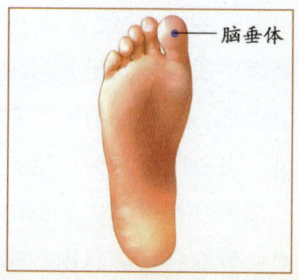

良、遗尿；更年期综合征等。

按摩方法 / 用单食指指间关节由足拇趾趾端向足跟反方向扣压3~5次。

操作要领 / 按摩力度均匀，逐渐用力以增强渗透力。

颈项

定位 / 位于双足足底，拇趾骨间关节处，即小脑反射区后方。右侧颈项反射区在左足，左侧颈项反射区在右足。

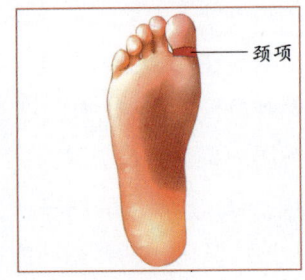

适用 / 颈项部扭挫伤、落枕、寰枢关节半脱位、颈椎病；高血压等。

按摩方法 / 用拇指指端由外向内推压3~5次。

操作要领 / 推压速度宜缓慢。

鼻

定位 / 双足拇趾趾腹内侧缘中段延伸到足背拇趾甲根部，左鼻反射区在右足，右鼻反射区在左足。

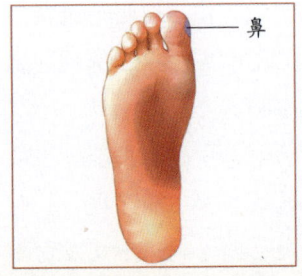

适用 / 急慢性鼻炎、鼻出血、鼻窦炎、鼻息肉；感

冒引起的鼻塞、流涕等。

按摩方法 / 用拇指或单食指指间关节推压3～5次。

操作要领 / 力度要均匀、平稳，避免滑脱。

大脑

定位 / 位于双足拇趾趾腹处。右半部大脑反射区在左脚上，左半部大脑反射区在右脚上。

适用 / 脑血管病变、瘫痪；高血压、视力减退等。

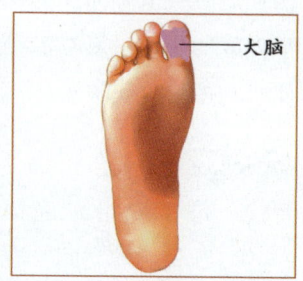

按摩方法 / 用单食指指间关节由足拇趾趾端向足跟反方向扣压3～5次。

操作要领 / 按压时节奏要稍慢，以有温热感、渗透力强为佳。

小脑、脑干

定位 / 位于双足拇趾根部外侧靠近第2趾骨处。左半球小脑及脑干反射区位于右脚上，右半球小脑及脑干反射区位于左脚上。

适用 / 脑震荡、失眠、头

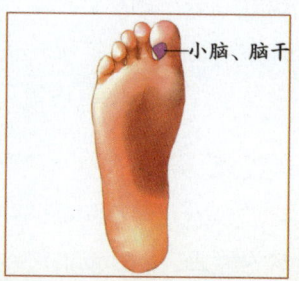

痛、头晕；高血压；肌肉痉挛等。

按摩方法 / 用拇指指端或单食指指间关节定点按压，再由前向后推压3~5次。

操作要领 / 在按摩小脑、脑干反射区时，可用左手扶在足趾关节背面作为扶持，以免足趾不稳定影响按摩力度的实施，影响治疗效果，力度要适中，不可按揉、刮擦出皮肤皱褶。

眼睛

定位 / 位于双足足底第2与第3趾骨后端之间，右眼反射区在左足，左眼反射区在右足。

适用 / 视神经炎、结膜炎、近视、远视、复视、斜视、青光眼、白内障、视网膜出血及睑腺炎等。

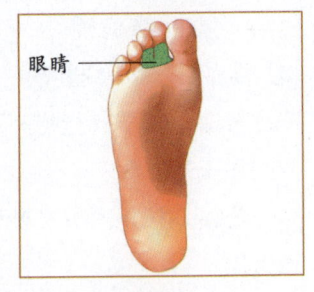
眼睛

按摩方法 / 用单食指指间关节定点按压3~5次，或由趾端向趾根方向推压3~5次。

操作要领 / 力度要均匀、平稳，避免滑脱。

耳朵

定位 / 双足足底第4跖骨与第5趾骨的后端，右耳反射区在左脚，左耳反射区在右脚。

适用/ 中耳炎、耳鸣、耳聋、重听、腮腺炎等。

按摩方法/ 用单食指指间关节定点按压3～5次。

操作要领/ 力度均匀、平稳，避免滑脱。

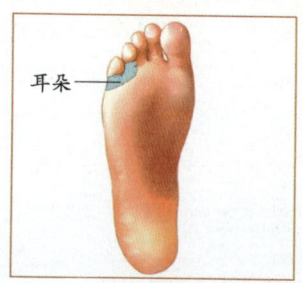

甲状腺

定位/ 位于双足足底第1趾骨和第2趾骨之间及第1跖骨远端部连成带状的区域。

适用/ 慢性甲状腺炎等。

按摩方法/ 用拇指桡侧由后向前推按5～7次。

操作要领/ 推压速度宜缓慢。

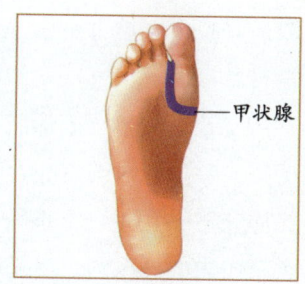

肺和支气管

定位/ 双足足底斜方肌反射区的后方，自甲状腺反射区向外到肩反射区处约1横指宽的带状区域。右肺反射区在左脚，左肺反射区在右脚。

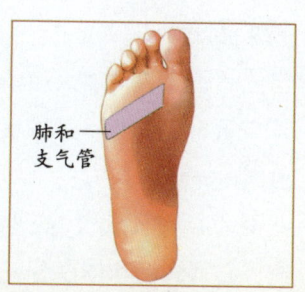

适用 / 上呼吸道感染、肺结核、咳嗽、哮喘等。

按摩方法 / 用单食指指间关节由外向内压刮,反复压刮3~5次。

操作要领 / 按摩时,按摩力度要均匀,逐渐用力以增强渗透力。

斜方肌

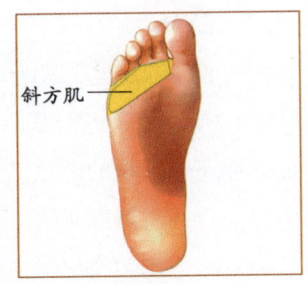

定位 / 位于双足足底,在眼、耳反射区后方,成一横带状区域。

适用 / 肩背酸痛、菱形肌劳损、手指麻木无力等。

按摩方法 / 用单食指指间关节由内向外压刮,反复压刮3~5次。

操作要领 / 按压时要把握好节奏,节奏宜稍慢,有温热感,渗透力要强。

心脏

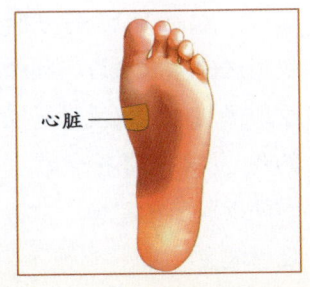

定位 / 位于左足底第4跖骨与第5跖骨间,在肺反射区后方。

适用 / 心律不齐、心肌炎、心力衰竭和休克等。

按摩方法 / 对于虚弱的人用单食指指间关节，由足跟向趾方向压刮；对于比较强壮的人由趾端向足跟方向压刮，反复3～5次。

操作要领 / 力度均匀、平稳，逐渐用力以增强渗透力，但力度不宜过大。

脾脏

定位 / 位于左足底心脏反射区的后方约1横指处。

适用 / 食欲不振、消化不良；贫血；皮肤病等。

按摩方法 / 用单食指指间关节由前向后压刮3～5次。

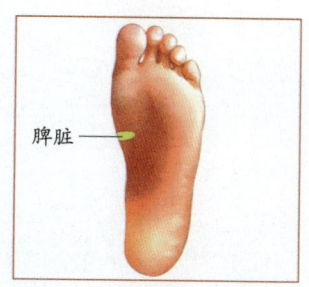

操作要领 / 按压时要把握好节奏，节奏稍慢，渗透力要强。

肝脏

定位 / 位于右足足掌第4跖骨与第5跖骨间，在左肺反射区的后方。

适用 / 急慢性肝炎、肝硬化、肝肿大、肝功能不良、胸胁胀满、厌油纳差等。

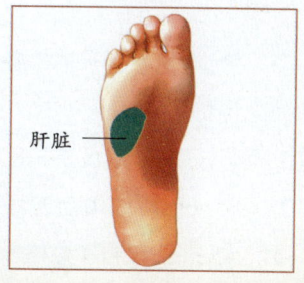

按摩方法 / 用单食指指间关节由后向前压刮3~5次。

操作要领 / 按摩时要掌握好节奏,节奏要稍慢,渗透力要强。

胆囊

定位 / 位于右足足底第3跖骨与第4跖骨间,在肝脏反射区内。

适用 / 急慢性胆囊炎、胆石症、消化不良、胆道蛔虫症等。

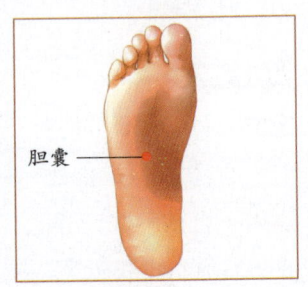
胆囊

按摩方法 / 用单食指指间关节定点深压3~5次。

操作要领 / 节奏稍慢,有温热感,渗透力要强。

胃

定位 / 位于双足底第1跖趾关节后方约1横指处。

适用 / 胃脘痛、胃酸过多、胃溃疡、胃下垂,各种急慢性胃炎等。

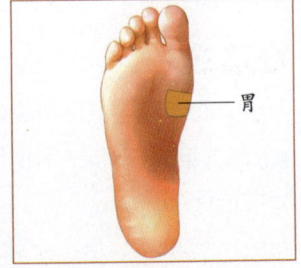
胃

按摩方法 / 用单食指指间关节定点按压或由前向后推按3~5次。

操作要领 / 按压节奏稍慢,有热感,渗透力要强。

胰脏

定位 / 位于双足足底,与胃反射区交叉。

适用 / 皮肤瘙痒等。

按摩方法 / 用单食指指间关节定点按压或由前向后推按3~5次。

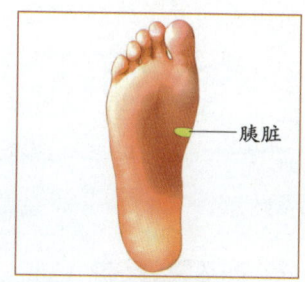

胰脏

操作要领 / 按摩力度均匀,逐渐用力以增强渗透力。

十二指肠

定位 / 位于双足足底第1楔状骨与第1跖骨关节的前方,胰反射区后方。

适用 / 十二指肠溃疡、消化不良、腹部饱胀、呕吐酸水等。

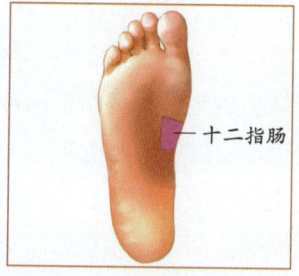

十二指肠

按摩方法 / 用单食指指间关节定点按压或由前向后推按3~5次。

操作要领 / 按摩力度均匀,逐渐用力以增强渗透力。

小肠

定位 / 位于双脚掌足弓向上隆起所形成的凹陷处。

适用 / 胃肠胀气、腹痛腹泻、消化不良等。

按摩方法 / 用多指指间关节由前向后压刮3～5次。

操作要领 / 力度要均匀、适中，速度宜快，动作要有节奏，压刮后足底常有发热感。

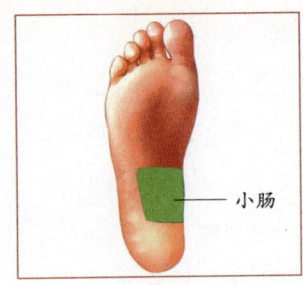
小肠

盲肠和阑尾

定位 / 位于右足足底跟骨前缘靠近外侧，与小肠及升结肠反射区相邻。

适用 / 下腹部胀气、疼痛、阑尾炎、盲肠炎；可用于缓解手术后遗症等。

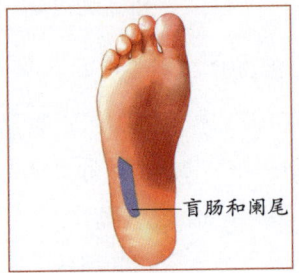
盲肠和阑尾

按摩方法 / 用单食指指间关节定点按压3～5次。

操作要领 / 力度均匀、平稳，避免滑脱。

回盲瓣

定位 / 位于右足底跟骨前端靠近外侧，在盲肠反射区前方。

适用 / 消化系统吸收障碍性疾病。

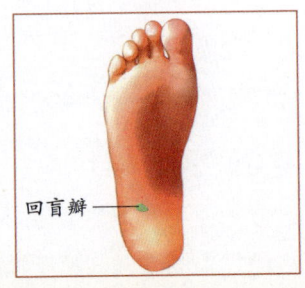
回盲瓣

按摩方法 / 用单食指指间关节定点按压3～5次。

操作要领 / 力度均匀、平稳,避免滑脱。

升结肠

定位 / 右足足底小肠反射区外侧的带状区域。

适用 / 腹胀及结肠炎等。

按摩方法 / 用单食指指间关节,或拇指指腹由后向前推按3～5次。

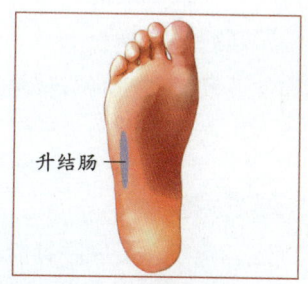

升结肠

操作要领 / 按摩力度均匀,逐渐用力以增强渗透力。

横结肠

定位 / 位于双足足掌中线上,横贯脚掌成一横带状。

适用 / 腹痛、腹胀等。

按摩方法 / 用单食指指间关节或者用拇指指腹压刮3～5次。

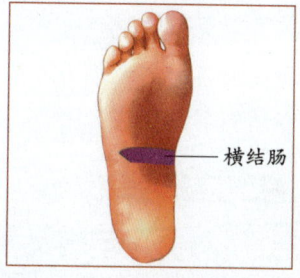

横结肠

操作要领 / 按摩力度均匀,逐渐用力以增强渗透力。

乙状结肠和直肠

定位 / 位于左足底跟骨前缘,成带状区域。

适用 / 直肠炎、乙状结肠炎；肠息肉、直肠癌等。

按摩方法 / 可以用单食指指间关节或拇指指腹压刮法压刮3~5次。

操作要领 / 按压时节奏稍慢，用力要均匀并逐次加重，有温热感，渗透力强。

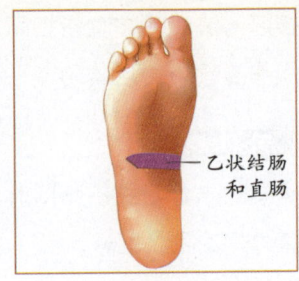
乙状结肠和直肠

肛门

定位 / 位于左足底跟骨前缘直肠反射区的内侧端处。

适用 / 便秘、痔疮等。

按摩方法 / 用单食指指间关节定点按压3~5次。

操作要领 / 按压的方向最好从内下向外上，用力要均匀并逐次加重。

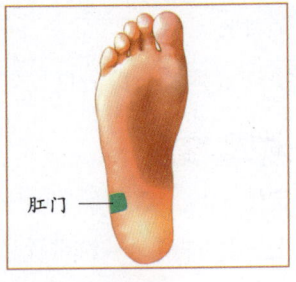
肛门

生殖腺（足底）

定位 / 位于足底跟骨中央处，另一部位在双脚外踝后下方跟骨腱前方的三角形区域。

适用 / 男性阳痿、遗精、

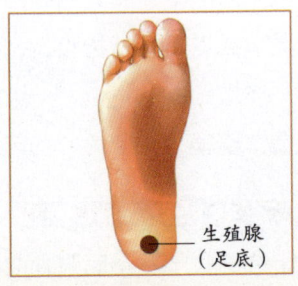
生殖腺（足底）

滑精、睾丸炎、附睾炎；女性月经不调、卵巢囊肿。

按摩方法 / 用单食指指间关节定点按压3~5次，或用拇指指腹按揉。

操作要领 / 按压时不要移动，力度均匀，逐渐用力以增强渗透力。

降结肠

定位 / 位于左足掌中部，沿骰骨外缘下行至跟骨外侧前缘，与足外侧线平行成竖条状。

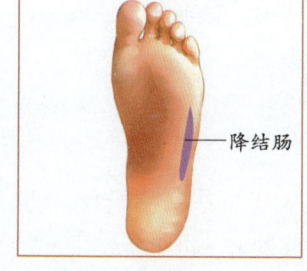

适用 / 消化系统病症等。

按摩方法 / 用单食指指间关节或拇指指腹压刮法压刮3~5次。

操作要领 / 按压时节奏稍慢，有温热感，渗透力强。

失眠点

定位 / 位于双足底跟骨中央，在生殖腺反射区附近处。

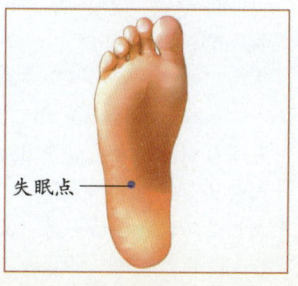

适用 / 失眠、头昏头痛、记忆力减退；对盆腔病变有一定疗效。

按摩方法 / 用单食指指间关节定点按压3~5次，病情严重者，可多次按压。

操作要领 / 按压时节奏稍慢，有温热感，渗透力强。

血压点

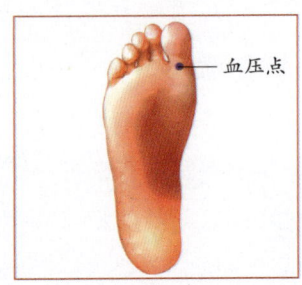

血压点

定位 / 位于双足足底拇趾近侧趾骨处。

适用 / 高血压、高血脂；头昏、头痛、眼胀、耳鸣；口干口苦，胸闷易怒等。

按摩方法 / 用单食指指间关节定点按压3~5次，病情严重者，可多次按压。

操作要领 / 顶压时节奏稍慢，逐渐用力，渗透力强。

保健指南

寒从脚起，热水泡脚好处多

俗话说"寒从脚下起"、"人老脚先衰"、"热水洗脚，胜吃补药"。每天若泡脚15分钟就能发挥保健作用。

如把双脚浸入到40℃左右的热水中，15~20分钟后头痛会明显缓解。这是因为双脚血管扩张，血液从头部流向脚部，可相对减少脑充血，从而缓解头痛。天气变冷之时，只要你动一动，便可享受"足疗"带来的好处。

足内侧反射区

颈椎

定位/ 双足拇趾近侧节内侧处。

适用/ 颈椎骨质增生、颈椎错位等疾病。

按摩方法/ 用拇指指腹由前向后推压3~5次。

操作要领/ 力度均匀、平稳。

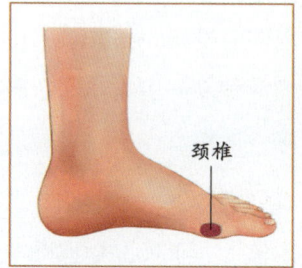
颈椎

胸椎

定位/ 双足弓内侧，沿跖骨至楔骨关节处。

适用/ 胸椎骨折、胸椎后关节紊乱症等。

按摩方法/ 用拇指指腹由前向后推压3~5次。

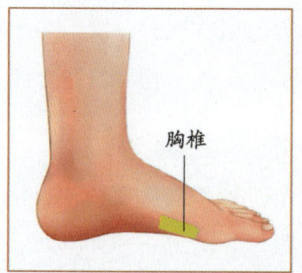
胸椎

操作要领/ 在按摩的时候一定要掌握好节奏，节奏稍慢，渗透力要强。

腰椎

定位/ 双足弓内侧缘，楔骨至舟骨下方。

适用 / 腰肌损伤、第三腰椎横突综合征等。

按摩方法 / 用拇指指腹由前向后推压3～5次。

操作要领 / 节奏稍慢,渗透力要强。

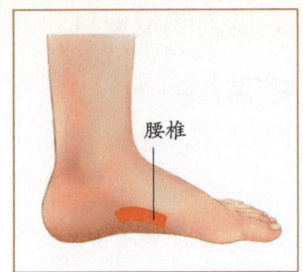

骶椎

定位 / 位于双足弓内侧缘,距骨下方至跟骨内侧前缘。

适用 / 腰骶部酸痛等。

按摩方法 / 用拇指指腹由前向后推压3～5次。

操作要领 / 感觉舒适为宜。

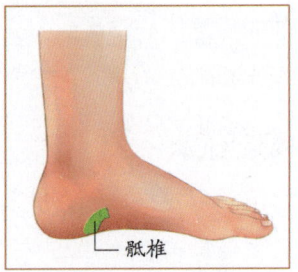

内尾骨

定位 / 双脚脚底内侧,沿跟骨结节向后一带状区域。

适用 / 坐骨神经痛等。

按摩方法 / 以食指桡侧面在内踝后下方,由后向前刮压3～5次。

操作要领 / 节奏稍慢,渗透力要强。

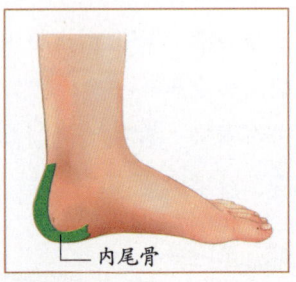

前列腺或子宫

定位/ 跟骨后内半侧，内踝下方区域。

适用/ 前列腺肥大、子宫肌瘤等生殖系统疾病。

按摩方法/ 双拇指指腹由后上向前下方推压3～5次。

操作要领/ 节奏稍慢，渗透力要强。

尿道（阴道或阴茎）

定位/ 位于前列腺反射区右侧。阴道或阴茎反射区也位于此部位。

适用/ 尿道炎、尿频、尿失禁、遗尿等。

按摩方法/ 用单食指指间关节从膀胱区后下方向内踝的后下方推3～5次。

操作要领/ 推压速度宜缓慢。

内侧坐骨神经

定位/ 双腿胫骨和腓骨中下段后缘处。

适用/ 坐骨神经炎、梨状肌综合征、腓总神经损伤等。

按摩方法／拇指指腹由下向上推按3～5次。

操作要领／按摩力度要均匀，可逐渐用力以增强渗透力。

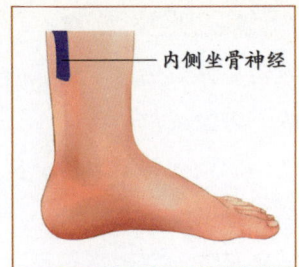
内侧坐骨神经

内侧髋关节

定位／内踝的下方和后下方的关节缝内。

适用／髋关节炎等。

按摩方法／拇指指腹绕内踝由前向后推压3～5次。

操作要领／该区较敏感，力度不宜过大。

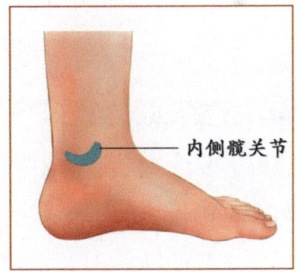
内侧髋关节

直肠、肛门、括约肌

定位／内踝后方向上延伸四横指的一带状区域。

适用／脱肛、痔疮。

按摩方法／拇指指腹由下向上推压3～5次。

操作要领／推压速度宜缓慢进行。

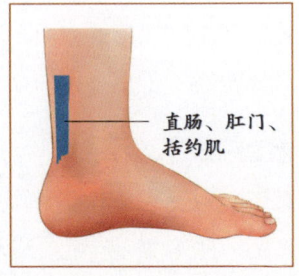
直肠、肛门、括约肌

❀ 足外侧反射区

肩关节

定位/ 双足底第5跖趾关节外缘凸起的后侧。

适用/ 肩关节周围炎等。

按摩方法/ 可以用单食指指间关节由前向后压刮3～5次。

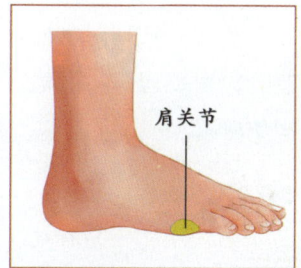

操作要领/ 力度均匀、平稳,避免滑脱。

手臂

定位/ 肩部和肘关节反射区之间区域。

适用/ 上肢无力、肩周炎、上肢酸痛麻痹等。

按摩方法/ 食指压刮法由前向后压刮3～5次。

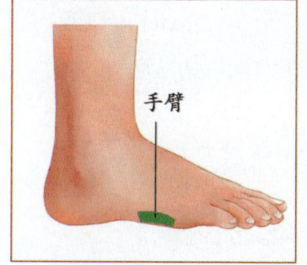

操作要领/ 力度均匀、平稳,避免滑脱。

肘关节

定位/ 双足外侧第5跖骨与骰骨相连接的前方。

适用/ 肘关节外伤疼痛、功能活动障碍等病症。

按摩方法 / 双食指指间关节从前、后各向中部按压3～5次。

操作要领 / 按摩时掌握好节奏,力度均匀、平稳,避免滑脱。

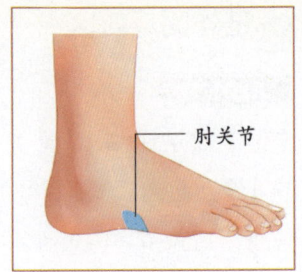
肘关节

膝关节

定位 / 位于双脚跟骨外侧下方的区域。

适用 / 半月板损伤等。

按摩方法 / 用单食指指间关节定点按压并环绕反射区半月形周边压刮3～5次。

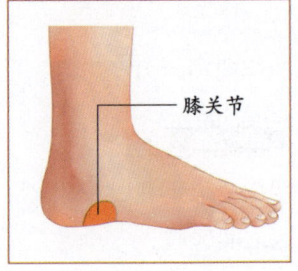
膝关节

操作要领 / 按摩时掌握好节奏,力度均匀、平稳,避免滑脱。

外尾骨

定位 / 位于双脚外侧跟骨结节向后上一带状区域。

适用 / 尾骨脱位、尾骨骨折后遗症、坐骨神经痛,臀肌筋膜炎等。

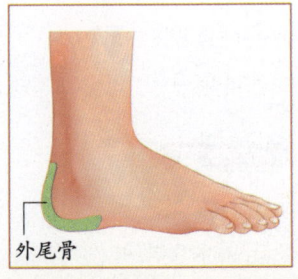
外尾骨

按摩方法/ 用食指桡侧由上而下再向前刮、点、推压3~5次。

操作要领/ 力度均匀、平稳，避免滑脱。

生殖腺（足外侧）

定位/ 双脚外踝后下方跟腱前方的三角形区域。

适用/ 阳痿、遗精、睾丸炎；月经不调、痛经、闭经、更年期综合征等。

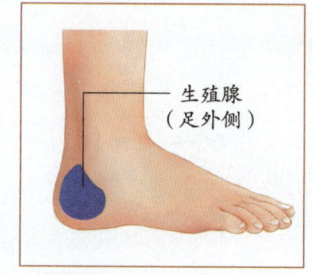

生殖腺（足外侧）

按摩方法/ 双食指桡侧由反射区中点向两侧同时刮推3~5次。

操作要领/ 逐渐用力以增强渗透力。

外侧髋关节

定位/ 外踝的下方。

适用/ 髋关节炎，髋关节扭、挫伤、坐骨神经炎等症。

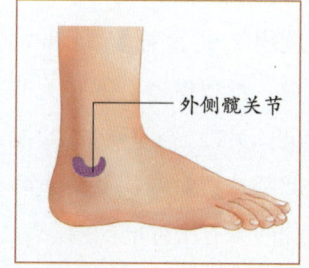

外侧髋关节

按摩方法/ 拇指指腹绕外踝由前向后推压3~5次。

操作要领/ 该区较敏感，力度不宜过大。

下腹部

定位 / 外踝后方的凹陷带状区域至外踝上3寸。

适用 / 经期腹痛、月经不调、性功能低下、盆腔及会阴部等疾病。

按摩方法 / 拇指指腹由下向上滑压3~5次。

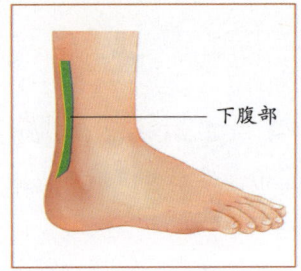
下腹部

操作要领 / 辅助手要扶持足跟并抬高；向上推时关键在于外踝后上方用力，以获得酸胀感。按摩时掌握好节奏，逐渐用力以增强渗透力。

外侧坐骨神经

定位 / 胫骨和腓骨外侧中下段后缘处。

适用 / 坐骨神经痛和发炎、腰腿疼痛、下肢关节炎。另外，平时经常揉捏此部位，对瘦腿及防止静脉曲张有很好的功效。

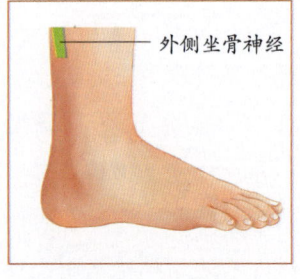
外侧坐骨神经

按摩方法 / 用拇指指腹由下向上推按3~5次。

操作要领 / 按摩力度均匀，逐渐用力以增强渗透力。

足背反射区

上颌骨

定位/ 位于双足足背趾指远侧趾节骨横纹前方成带状区域。

适用/ 牙痛、上颌感染、口腔溃疡、牙周病等。

按摩方法/ 拇指指腹由内向外平推3~5次。

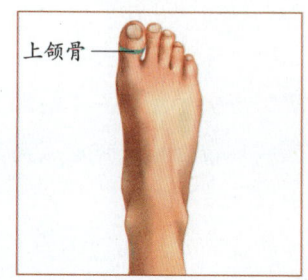

操作要领/ 要靠紧拇趾趾间关节的远侧由内向外推摩，不能来回摩擦；若要增加美容效果，可用拇指端扣掐甲根及甲旁。

下颌骨

定位/ 双足足背拇趾趾间关节后方的带状区域。

适用/ 牙痛、下颌感染、下颌关节炎等。

按摩方法/ 拇指指腹由外向内平推3~5次。

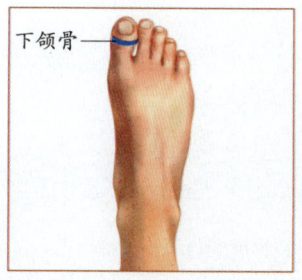

操作要领/ 要靠紧拇趾趾间关节的近侧由内向外推摩，不能来回摩擦。

扁桃体

定位 / 位于双足拇趾背面第2节趾骨的两侧。

适用 / 慢性咽喉炎等。

按摩方法 / 用双拇指指端或双食指指端同时定点向中点挤按3~5次。

操作要领 / 按压时节奏稍慢，用力要均匀并逐次加重，有温热感，渗透力强。

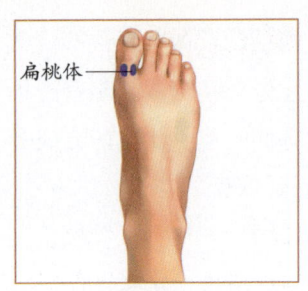

咽喉

定位 / 第1跖骨关节外上方，靠足趾端。

适用 / 咽喉疾病。

按摩方法 / 用拇指指端或食指指端定点按压或按揉3~5次。

操作要领 / 定点按压，并逐次加大力度，但施力大小要因个人的承受能力而定。

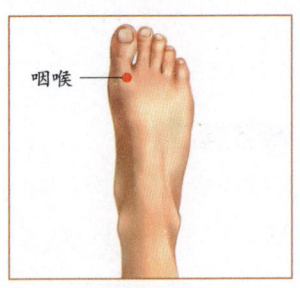

气管、喉部

定位 / 位于双足背第1与第2跖趾关节间，紧靠双脚拇指后端内侧。

适用 / 喉炎、气管炎、咽炎、失音、声门水肿、声音嘶哑等。

按摩方法 / 用拇指指端或食指指端定点按压或按揉3～5次。

操作要领 / 操作时要向第1跖骨基底部的内后方用力,以获得胀痛感为度;每次推完胸部淋巴后,顺势向后方顶压气管反射区。

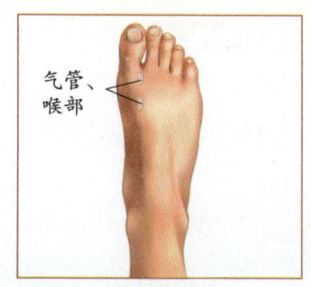

气管、喉部

胸部淋巴结

定位 / 胸部淋巴结位于双足背第1跖骨及第2跖骨间缝区域。

适用 / 各种炎症、发热、胸痛、乳房肿块、食道疾患等。同时能增强机体免疫力。

按摩方法 / 可用单食指桡侧由后向前进行刮压,可刮压3～5次。

操作要领 / 操作时,要沿第1跖骨外侧用力向上推,以出现麻胀感为宜。

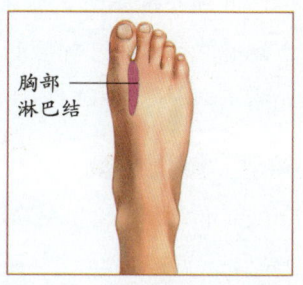

胸部淋巴结

内耳迷路

定位 / 位于双足背第4跖骨及第5跖骨之间的缝隙前段。

适用 / 头晕、晕车、晕船、高血压、低血压、耳聋、耳鸣、平衡障碍、梅尼埃病。

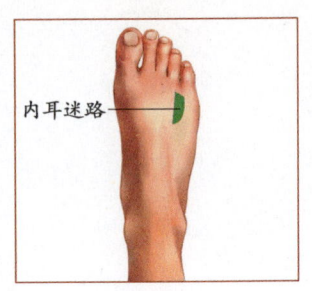

按摩方法 / 可用单食指桡侧由后向前进行刮压,刮压3～5次即可。

操作要领 / 按摩时,沿第5跖趾关节内侧向上推,以出现麻胀感为宜。保健时,可用双食指刮压法,同时刺激胸部淋巴结和内耳迷路,省时而连贯。

乳房、胸部

定位 / 位于双足足背第2跖骨、第3跖骨、第4跖骨之区域。

适用 / 乳腺炎、乳腺囊肿、胸闷、胸痛、经期乳房胀痛、食道疾患等。

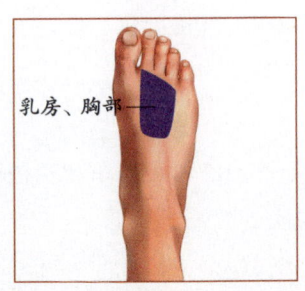

按摩方法 / 用双拇指指腹由前向后推按,双拇指平推

1次，单拇指补推1次，各做3～5次。

操作要领 / 用双拇指指腹推，接触面积可以稍大一些，力度要均匀。

膈、横膈膜

定位 / 位于双足背整个跗跖关节背侧连成一带状区域，横跨脚背左右。

适用 / 呃逆；膈疝引起的腹部膨胀、腹痛、恶心、呕吐、呃逆等。

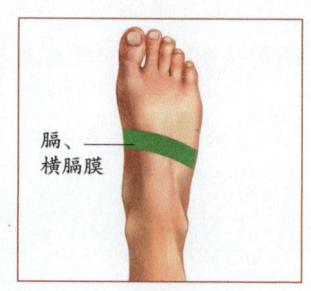

膈、横膈膜

按摩方法 / 用双食指桡侧由反射区中点向两侧同时刮推3～5次。

操作要领 / 按摩时，双手食指从足背膈反射区的中央向两侧刮压较好。

内侧肋骨、外侧肋骨

定位 / 内肋：位于双脚背第1楔骨、第2楔骨与舟骨间的小凹陷中。外肋：位于双脚背第3楔骨与舟骨、楔骨之间的小凹陷中。

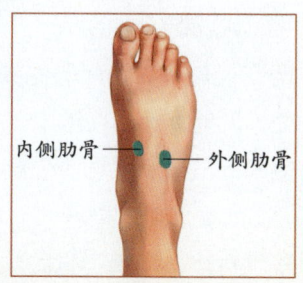

内侧肋骨　外侧肋骨

适用/ 肋软骨炎、胸闷、肋间神经痛、岔气、胸膜炎、肋骨骨折后遗症等。

按摩方法/ 双拇指指腹沿两个小凹陷推按,慢慢地左右分开,重复3~5次。

操作要领/ 按摩时,双拇指推按时节奏稍慢,用力要均匀并逐次加重,有温热感,渗透力强。

腹股沟

定位/ 位于双足足背下半身淋巴系统反射区下方约1厘米处。

适用/ 生殖系统方面的各种慢性病症、性功能障碍、疝等症。

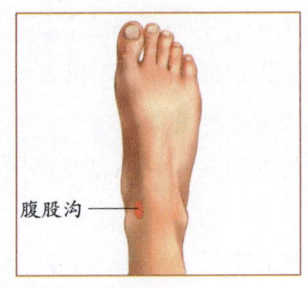

按摩方法/ 扣指法,用拇指指腹定点按揉3~5次。

操作要领/ 按摩时,以出现胀感为度。

解溪

定位/ 位于双足背踝关节处,两筋之间的凹陷中。

适用/ 气管炎、肺炎、痰多、气喘、腕关节疾患等。

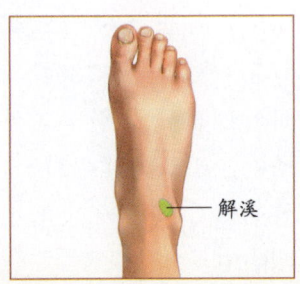

按摩方法/ 用拇指指腹定

点按揉3~5次。

操作要领/按压时可配合活动踝关节,用力要均匀并逐次加重,渗透力强。

上身淋巴系统

定位/位于双足外踝前,由距骨、跟骨和舟骨间构成的凹陷中。

适用/各种炎症、发热、腮腺炎、蜂窝织炎、子宫肌瘤等。同时还能增强机体的抵抗力。

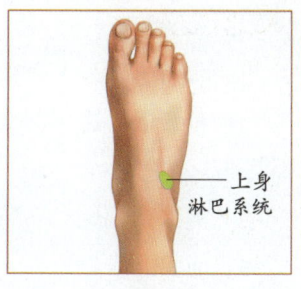
上身淋巴系统

按摩方法/用单食指指间关节定点按压3~5次。

操作要领/可用手食指屈曲指间关节轻轻顶压,部位准确,按摩力度宜轻。

下身淋巴系统

定位/位于双足内踝前方,由距骨、舟骨构成的凹陷部。

适用/各种炎症、发热、踝部肿胀、足跟痛、子宫肌瘤等,同时能增强机体

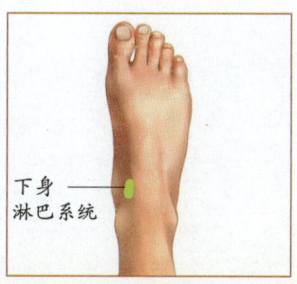
下身淋巴系统

抗病能力。

按摩方法/ 用单食指指间关节定点按压3~5次。

操作要领/ 可用手食指屈曲指间关节轻轻顶压,部位准确,按摩力度宜轻。

肩胛骨

定位/ 位于双足足背第4、5跖骨与骰骨连成的带状区域。

适用/ 肩关节周围炎、肩背部肌筋膜炎等。

按摩方法/ 用拇指指腹沿足趾向踝关节方向推按至骰骨处再左右分开,反复3~5次。

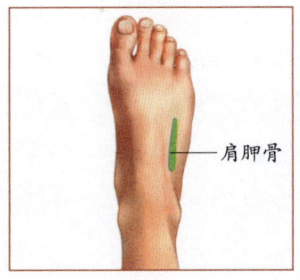
肩胛骨

操作要领/ 按压时节奏稍慢,用力要均匀并逐次加重,有温热感,渗透力强。

保健指南

明目益智保健法

操作方法:先用右手拇指指腹按摩左脚第1、2、3、5趾掌面(每个足趾1个8拍),然后交换按摩右脚的第1、2、3、5趾掌面(每个足趾1个8拍)。

手足按摩特别有效的病症

身体出现疾病，多与经络和穴位息息相关。手足按摩则可以不同程度地刺激人体的皮肤、肌肉、关节、神经和血管等，从而增强五脏六腑的免疫力，修复受损的身心，达到防病、抗病、治病的目的。

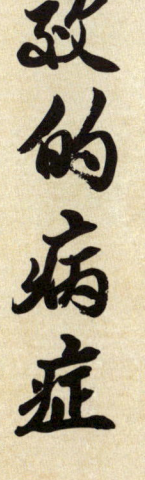
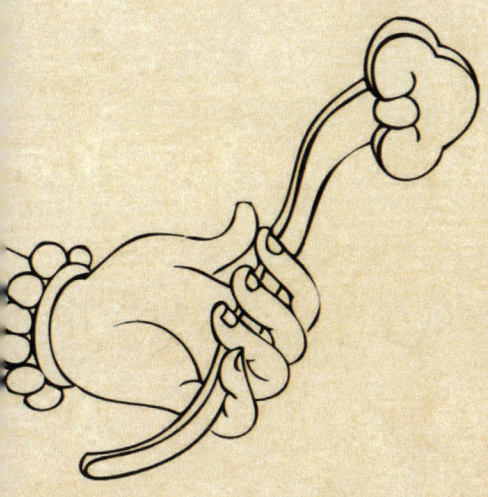

高血压

高血压是常见的心血管疾病，是一种以人体动脉血压持续性增高为主要表现的临床综合征。分为原发性和继发性两大类。收缩压≥140毫米汞柱和（或）舒张压≥90毫米汞柱，即可诊断为高血压。

❀ 手部按摩

❶ 用按摩棒按揉内关、合谷（如图）、神门各2～3分钟，力度由轻到重。

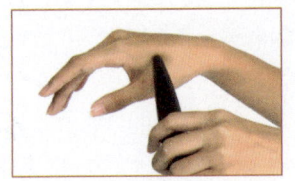

❷ 点按手针穴位命门点、肝点、心点各1～2分钟，以局部有酸胀痛感为佳。

❀ 足部按摩

❶ 食指指间关节压刮心反射区2～3分钟，力度由轻到重，不可过重。

❷ 食指指间关节点按肾上腺、腹腔神经丛、肾反射区各3～5分钟。

❸ 拇指指腹按揉大脑、垂体反射区各2～3分钟。

❹ 拇指、食指捏揉颈项、颈椎反射区各30次。

低血压

低血压是指成年人的收缩压低于90毫米汞柱、舒张压低于60毫米汞柱者。多发于青年女性、身体瘦弱者，特别在月经来潮期，血压多在80/50毫米汞柱上下。

◎ 手部按摩

❶ 拇指或用圆珠笔端点按内关、神门、合谷、关冲、阳池，各1~2分钟。

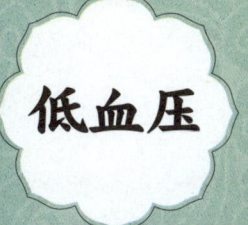

❷ 衣夹夹手针穴位升压点、命门点（如图），各2分钟。

❸ 拇指按揉或推按大脑、肾上腺、肾、输尿管、膀胱、平衡器官、肺反射区，各1分钟。

❹ 按揉全息穴位肾、头、心、肺、生殖器等各点1~2分钟。

保健指南

低血压的人每日清晨可喝些淡盐开水，或吃稍咸的饮食以增加饮水量。

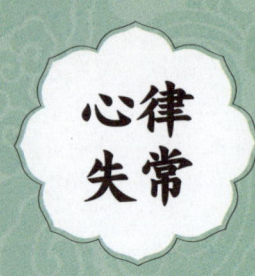

心律失常是指心脏自律性异常或传导障碍引起的心动过速、心动过缓或心律不齐。精神紧张、大量吸烟、饮酒、喝浓茶、过度疲劳等常为心律失常的诱发因素。心律失常多见于心脏病患者,也常发生在麻醉中、手术中或手术后。

❀ 手部按摩

❶ 拇指用力点按内关(如图)、神门、大陵、劳宫等,每穴点按弹拨3~5分钟,力度以局部有轻痛感为宜。

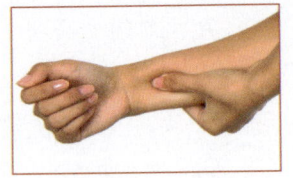

❷ 在手针穴位心点、三焦点等各揉掐3~5分钟,以局部有热胀感为宜。

❸ 有选择性地按揉或推按心、肾、输尿管、膀胱、肺、甲状腺、胃、膈、胸部淋巴结、胸椎等,推按或按揉100~200次,以局部有热麻胀感为宜。

❹ 按揉全息穴位心肺穴5~10分钟,以局部有轻痛感为宜。

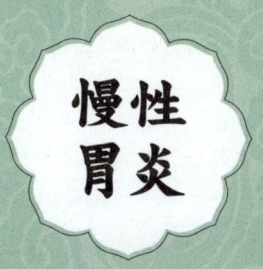

慢性胃炎

慢性胃炎是指由不同病因所致的胃黏膜慢性炎症，最常见的是慢性浅表性胃炎和慢性萎缩性胃炎。大多数慢性胃炎是因为喜欢食用刺激性食物导致的，所以为了避免患慢性胃炎，养成良好的饮食习惯很重要。

🏵 手部按摩

❶ 用力点按内关、合谷、劳宫各穴，按摩2～3分钟，以局部有胀痛感为宜。

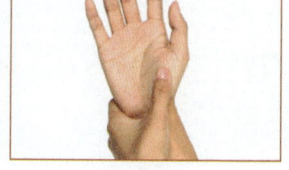

❷ 揉掐手针穴位胃肠点、三焦点、脾点、大肠点、小肠点，各点揉掐1～2分钟，以局部有热胀感为度。

❸ 从胃、十二指肠（如图）、肾、输尿管、膀胱、肺、脾、腹腔神经丛、小肠、大肠反射区中，每次选4～5个，以中等力度按揉或推按30～50次，以局部有酸胀感为度。

❹ 最后在全息穴位脾、胃、十二指肠各按揉2分钟，缓慢放松。

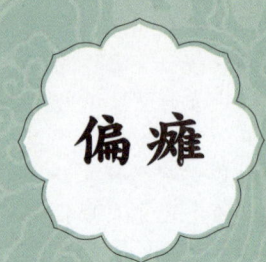

偏瘫又叫半身不遂，是指一侧上下肢、面肌和舌肌下部的运动障碍，它是急性脑血管病的一个常见症状。偏瘫患者一般都伴有肢体肿胀、肩周炎及营养代谢障碍，如果不及时治疗，情况很可能越来越严重。

手部按摩

① 用力点按或揉掐外关（图1）、合谷、后溪、劳宫、阳池各穴位，每穴1~3分钟。

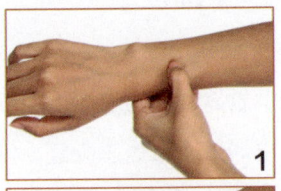

② 点压头针穴位肝点、肾点、偏头点、颈中、脊柱点、坐骨神经点、偏扶点（图2）、再创、后合谷等，每穴点压6~10次。

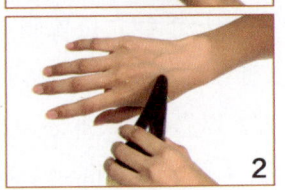

③ 推按或点按肾、输尿管、膀胱、大脑、垂体、平衡器官、脾胃各区、全息穴位肩关节、肘关节、髋关节、膝关节、脊柱，每穴推按50~100次，以局部有微痛感为宜。

以上各组选穴,要根据被按摩者偏瘫的部位有选择地按摩,每日选1～3组即可,先按健侧后按患侧,根据实际情况,每日按摩1～3次均可。

足部按摩

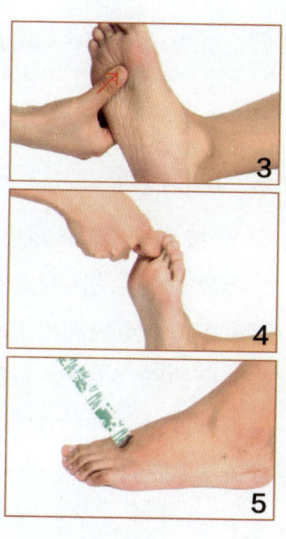

❶ 依次点按肾、肾上腺、输尿管、膀胱反射区各10次。

❷ 拇指推按肺反射区(图3)20次左右,推按速度以每分钟30～50次为宜。

❸ 点按大脑、垂体、脾、胃、上下身淋巴系统反射区5～10次,症状严重者可增加按摩次数,力度以局部有胀痛感为宜。

❹ 食指指间关节点按小脑脑干反射区50次(图4)。

❺ 艾灸内耳迷路反射区50次(图5)。

❻ 依次点按肩、肘、膝、髋反射区各10～20次,按摩力度以局部有酸痛感为宜。

❼ 推按颈椎、胸椎、腰椎、骶椎、尾骨反射区,反复操作20次。在按摩时患侧用的力度要大一些。

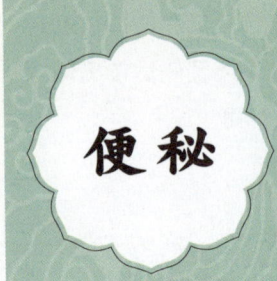

便秘是指大便干燥，排出困难，或者排便间隔时间较长，或虽有便意，但艰涩难下，常数日一次，甚至需用泻药或灌肠才能排出大便。长期便秘会带来很多不良后果，如肛裂、痔疮、脱肛等。

手部按摩

❶ 点按或按揉胃反射区3～5分钟，手法由轻到重，逐渐用力，至局部出现酸、胀、痛的感觉为度，按摩速度每分钟50～100次为宜。

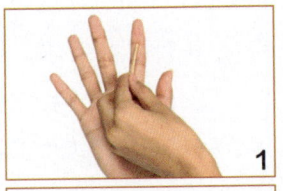

❷ 拇指按揉肝、脾反射区3～5分钟，至局部有酸痛感为宜。手法尽量要均匀、柔和、有渗透力。

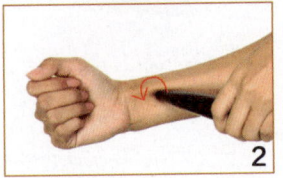

❸ 拇指指端掐揉或牙签后端点按手针穴大肠点（图1），手法稍重，持续3～5分钟，力度适中。

❹ 点按内关（图2）、合谷、商阳穴各1分钟，逐渐用力，以局部有酸胀感为宜。

足部按摩

❶ 食指指间关节压刮腹腔神经丛、肾、肾上腺、输尿管、膀胱、肝、胆、脾反射区1~2分钟。

❷ 食指指间关节点按大脑、小脑、脑干、心、甲状旁腺反射区各1分钟。

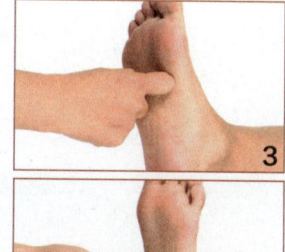
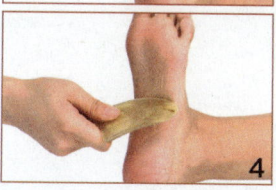

❸ 食指指关节压刮胃、胰（图3）、十二指肠、盲肠（阑尾）、回盲瓣反射区，各2分钟。

❹ 拳刮小肠反射区2分钟。

❺ 用按摩工具或梳子背推升结肠、横结肠、降结肠（图4）、乙状结肠、肛门反射区各2分钟。

❻ 拇指压推颈椎、胸椎、腰椎、骶椎反射区各2分钟，力度适中。

❼ 食指指间关节点按上、下身淋巴系统反射区各1分钟，力度适中。

保健指南

防治便秘要注意吃些粗粮和杂粮。因为粗粮杂粮消化后残渣多，可以增加对肠道的刺激，利于大便排出。

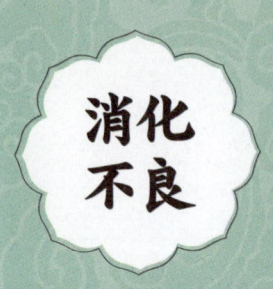

消化不良是消化系统的常见病之一,是一种由胃动力障碍所引起的疾病。可影响人体对营养物质的摄取,日久可使机体免疫力减弱,易患病。需要强调的是,心情不好、工作过于紧张、天寒受凉、暴饮暴食等都易引起消化不良。

🌸 手部按摩

❶ 点按或按揉胃反射区3~5分钟,手法由轻到重,逐渐用力,至局部出现酸、胀、痛的感觉为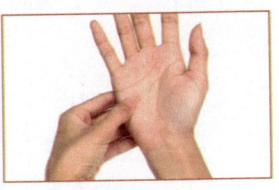
度,按摩速度以每分钟50~100次为宜。

❷ 拇指按揉肝、脾、大肠(如图)反射区3~5分钟,至局部有酸痛感为宜。手法要均匀、柔和、有渗透力。

❸ 拇指指端或牙签后端点按手针穴位大肠点,手法稍重,持续3~5分钟,力度适中,避免损伤皮肤。

❹ 点按内关、合谷、商阳穴各1分钟,逐渐用力,以局部有酸胀感为宜。

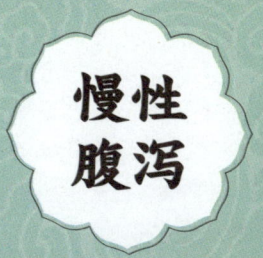

慢性腹泻

慢性腹泻是消化系统疾病中的常见疾病。病程在两个月以上的腹泻或间歇期在2~4周内的复发性腹泻称为慢性腹泻。引发慢性腹泻的原因包括肠道感染、肿瘤、小肠吸收不良以及生理性腹泻等等。

❀ 足部按摩

❶ 食指关节压刮腹腔神经丛、肾、肾上腺、输尿管、膀胱、尿道反射区。

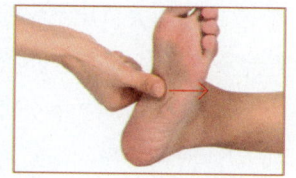

❷ 食指指关节压刮胃、胰、脾、肝、胆反射区，其中胃反射区可用双食指压刮法。

❸ 用食指指间关节刺激小肠反射区，然后用拳背面叩击此反射区2~3分钟。

❹ 拇指压推十二指肠、升结肠、横结肠（如图）、降结肠、乙状结肠及直肠、肛门反射区。

❺ 拇指压推下腹部、生殖腺反射区。

❻ 拇指压推足背上、下身淋巴反射区。

胃酸过多

胃酸过多指酸水由胃中上泛。胃酸过多常因肝火内郁，胃气不和，或脾胃虚寒，不能很好地消化食物而发生。胃酸可以帮助消化，但如果胃酸过多反而会伤及胃、十二指肠，甚至将黏膜、肌肉"烧破"，造成胃溃疡等疾病。

◎ 足部按摩

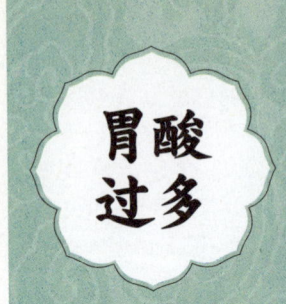

❶ 食指指间关节压刮腹腔神经丛、肾、输尿管、膀胱、肝、胆、脾反射区2～3分钟。

❷ 用食指和中指的指间关节点小脑及脑干、心、盲肠（阑尾）、回盲瓣各1分钟。

❸ 食指指间关节压刮胃（如图）、胰、十二指肠反射区，各2分钟。

❹ 拳刮小肠反射区2分钟。

❺ 拇指推升结肠、横结肠、降结肠、乙状结肠、肛门反射区各1分钟。

❻ 食指指间关节点压上、下身淋巴系统反射区各1分钟。

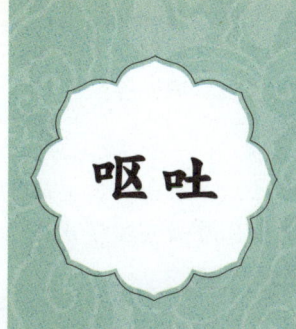

呕吐

呕吐是消化系统常见症状之一,由于胃失和降、气逆于上所致,是食物或痰涎等由胃中上逆而出的病症。呕吐分为三个阶段,即恶心、干呕和呕吐,但有些呕吐可无恶心或干呕的先兆。呕吐的主要表现为恶心、食物或痰等经口吐出。

◎ 足部按摩

❶ 食指指间关节压刮大脑、垂体、小脑及脑干、腹腔神经丛、肾、肾上腺反射区,各3~5次。

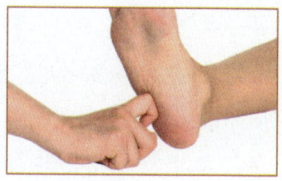

❷ 食指指间关节压刮胃、胰、十二指肠反射区,反复操作3~5分钟。

❸ 食指指间关节压刮肝、胆囊、脾、盲肠(阑尾)(如图)、回盲瓣反射区各1~2分钟。

❹ 食指指间关节刮小肠反射区5~8次,然后拇指压推升结肠、横结肠、降结肠、乙状结肠、肛门反射区,反复按摩5~8次。

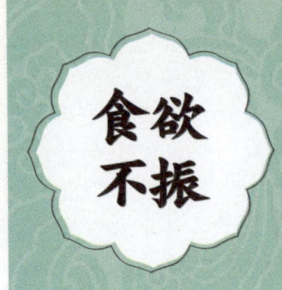

食欲不振

在当今快节奏和竞争激烈的社会中,人们很容易产生失眠、焦虑等紧张情绪,导致消化功能失调,引起食欲下降。食欲不振需要提升肠胃功能,按摩就是很好的治疗方式之一。

❀ 手部按摩

❶ 艾灸内关穴(如图),用力点按合谷、劳宫等穴,每个穴位各2~3分钟,至局部有胀痛感为宜。

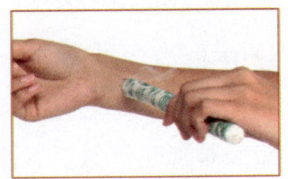

❷ 揉掐手针穴位胃肠点、三焦点、脾点、大肠点、小肠点等,各点揉掐1~2分钟,至局部有热胀感最佳。

❸ 肾、腹腔神经丛、输尿管、膀胱、肺等反射区,每次可选4~5个区域,以中等力度按揉或推按30~50次,至局部有酸胀感最佳。

❹ 点按胃、脾、胰、肝、胆、十二指肠、小肠反射区各2分钟。

❺ 最后在全息穴位脾、胃、十二指肠、小肠反射区按揉2分钟,缓慢放松。

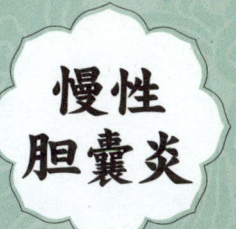

慢性胆囊炎是一种胆囊慢性炎症病变。一部分为急性胆囊炎迁延而成,但多数既往并无急性发作史。少数长期慢性胆囊炎及合并胆道结石阻塞的患者,可引起急性胰腺炎或胆汁性肝硬化的发生。

❀ 足部按摩

❶ 食指指间关节压刮肝、胆、肾上腺、肾、脾等反射区各30次,以局部有轻微胀痛感为宜。

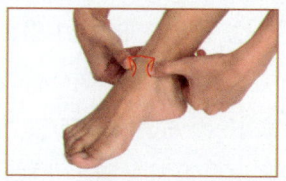

❷ 食指指间关节推压胃、胰、十二指肠、腹腔神经丛、小肠、大肠等反射区各10次。

❸ 双拇指指腹揉或食指指间关节点按上、下身淋巴系统反射区(如图),用力以能耐受为度,手法连贯,最后缓慢结束。

保健指南

胆囊炎患者饮食以清淡为宜,少食油腻食物。平时应保持心情舒畅,多运动。

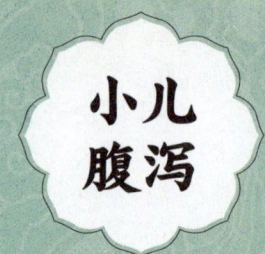

小儿腹泻

小儿腹泻是小儿常见病之一,四季都可发病,夏秋季为多发季节。

❀ 手部按摩

❶ 在操作处涂抹介质以免损伤患儿皮肤,常用的介质有爽身粉、滑石粉等,家长用右手固定患儿手

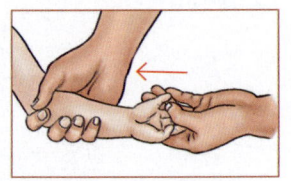

臂,左手拇指推患儿拇指桡侧100~300次(如图)。

❷ 家长用左手固定患儿手臂,推患儿食指桡侧100~300次。

❸ 家长用左手固定患者手掌,右手拇指轻揉患儿大鱼际100~300次。

❹ 家长用双手提捏脊柱两侧皮肤2~4次。

保健指南

小儿腹泻时,应忌食不易消化食物,如蜜饯、松子、杏仁、糖等。

脂肪肝

脂肪肝是由各种原因引起肝内脂肪沉积过多的疾病,多由肥胖、酗酒、营养不良等因素造成。

❀ 足部按摩

❶ 按揉肾、肝、胆(图1)反射区各50次,按摩力度以局部胀痛为宜。

❷ 推按肾、输尿管、膀胱、尿道反射区,反复操作5次,由足趾向足跟方向推按。

❸ 点按胃(图2)、十二指肠、腹腔神经丛、胸椎、甲状旁腺反射区各20次,按摩力度以局部胀痛为宜。

❹ 食指指间关节按揉脑、垂体反射区,按揉约50次左右。

❺ 最后依次推按肾上腺、腹腔神经丛(图3)、肾、输尿管、膀胱、尿道反射区2分钟。

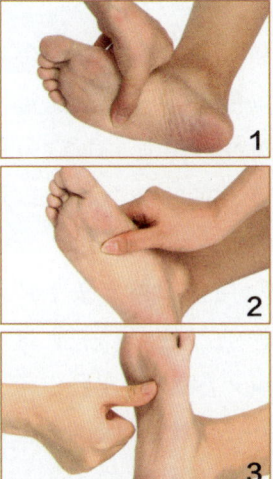

高脂血症

血脂主要是指血清中的胆固醇和三酰甘油。胆固醇含量增高或三酰甘油的含量增高，或是两者都增高，统称为高脂血症。调查显示，由高脂血症引发的各种心脑血管病已成为威胁中老年人生命的祸首。

❀ 手部按摩

❶ 指端点按或用牙签后端点按合谷、中渚、液门、关冲、阳池、内关（图1）等，各2～3分钟，以局部有轻痛感为宜。

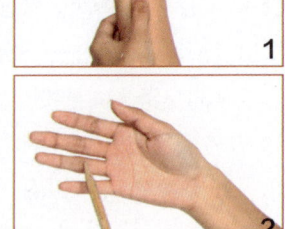

❷ 用按摩棒点按手针穴位脾点、肾点、三焦点、肝点（图2）、小肠点等，各2～3分钟，以局部有热胀感为宜。

❸ 选择性点按或推按肾、输尿管、膀胱、肺、垂体、脾、胃、十二指肠、小肠、上下身淋巴结等，各点按或推按1～2分钟，以可以耐受为度，推按速度为每分钟30～60次，至局部有明显的酸胀感为佳。

❹ 按揉全息穴位心、肺、脾胃、肝胆、肾等，各2分钟，缓慢放松。

❀ 足部按摩

❶ 食指指间关节推压头部、胰、小肠、甲状腺（图3）等反射区，每个反射区按摩各20~30次，逐渐用力，以局部感到有酸痛感为宜。

❷ 拇指指腹推揉肝、胆、脾、肾（图4）等反射区，每区各推揉30次，按摩力度以可以承受为度，以局部有胀热痛感为宜。

❸ 食指指间关节按揉大脑、垂体，按揉约50次，逐渐用力，以局部有胀痛感最佳，或用艾条灸这些反射区（图5）。

❹ 依次推按肾上腺、腹腔神经丛、肾、输尿管、膀胱（图6）、尿道反射区，每个反射区按摩2分钟，以局部有明显的酸胀感为佳。

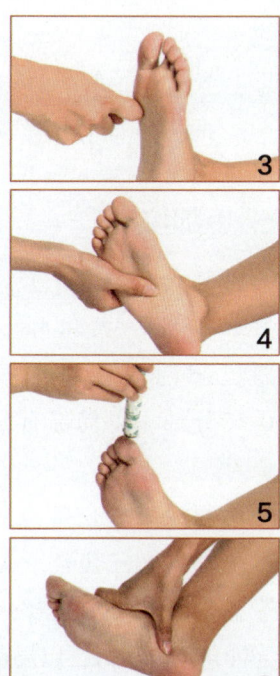

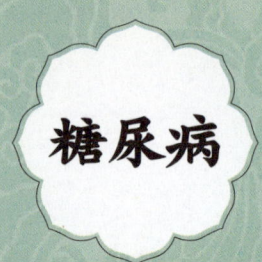

糖尿病

糖尿病是由遗传和环境因素相互作用引起的常见病，临床以血糖升高为主要标志，临床诊断标准通常为：有糖尿病症状，平时静脉血糖≥11.1毫摩/升或空腹血糖≥7.8毫摩/升，即可确诊为糖尿病。

🌱 手部按摩

❶ 按压合谷（图1）、内关、少商、大鱼际、太渊、阳池等，每穴按压1～3分钟，以局部有酸痛感为宜。

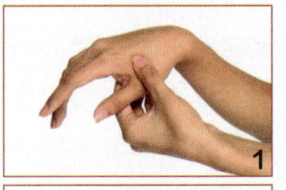

❷ 按揉手针穴位肺点、脾点、肾点、三焦点、心点等各穴位，每穴按揉1～3分钟，逐渐用力，以局部有酸胀感为佳。

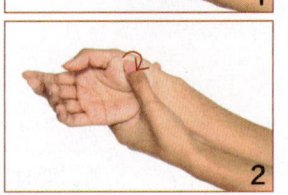

❸ 按揉心肺、脾胃、肾等反射区，每个部位按揉3～5分钟，至局部有热胀感为最佳。

❹ 点揉或推按胰腺（图2）、胃、小肠、垂体、肾、输尿管、膀胱、腹腔神经丛等反射区，每处各按摩

1分钟，以局部有热胀感为宜。按摩时，不可突然发力，要逐渐用力，力度由轻到重。坚持按摩，对预防糖尿病的各种并发症预防有积极的效果。

❀ 足部按摩

❶ 推按腹腔神经丛、肾上腺、肾、输尿管、膀胱（图3）反射区各2分钟。

❷ 拇指推压脾、胰、肝（图4）、胆反射区各1~2分钟。

❸ 点按额窦、脑垂体、眼、胃（图5）、心反射区各1分钟。

❹ 循序渐进按摩足拇趾内侧，从趾根到趾尖处硬块或条索状物，使硬块逐渐变柔软至散开。

❺ 最后依次推按肾上腺、腹腔神经丛、肾（图6）、输尿管、膀胱、尿道反射区各2分钟。

❻ 以艾条灸以上反射区同样有效。

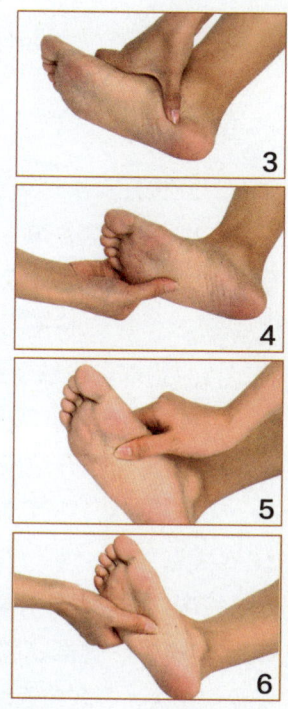

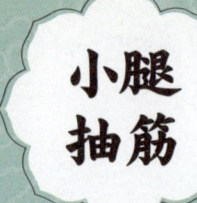

小腿抽筋

外界环境的寒冷刺激、疲劳、睡眠和休息不足、女性雌激素下降、骨质疏松、血钙水平过低、睡眠姿势不当等都可能引起小腿抽筋。

❀ 足部按摩

❶ 依次点按肾、肾上腺、输尿管、膀胱反射区各10次。

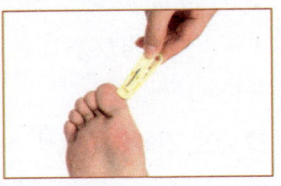

❷ 用夹子夹按大脑反射区（如图），点按垂体、脾、胃、胸部淋巴结、上下身淋巴结反射区各5~10次，力度以局部有胀痛感为宜。

❸ 拇指依次压推升结肠、横结肠、降结肠、乙状结肠、直肠反射区，反复操作5~10次。

❹ 依次点按肩、肘、膝、髋关节反射区各10~20次，按摩力度以局部有酸痛感为宜。

❺ 推按颈椎、胸椎、腰椎、骶椎、尾骨反射区，反复操作10次，各穴位连续做1遍为1次。

❻ 依次点按或压刮肾、肾上腺、输尿管、膀胱、尿道反射区，反复操作10次，力度以局部有胀痛感为宜。

中暑

中暑是指在高温或热辐射的长时间作用下，机体体温调节障碍，是水、电解质代谢紊乱及神经系统功能损害的症状总称。有颅脑疾患病史的患者，老弱及产妇等易发生中暑。

❀ 手部按摩

❶ 点按内关、合谷（图1）、关冲、阳谷、少商各2~3分钟，以局部有轻痛感为宜。

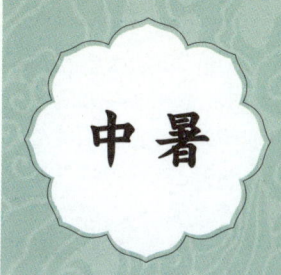

❷ 揉掐手针穴位心点、肝点、肾点等各2~3分钟，以局部有轻胀感为宜。

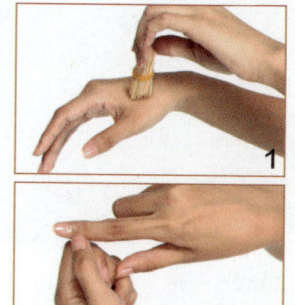

❸ 点按或推按小脑与脑干、垂体、大脑、内耳迷路、耳、眼、肝、肾、脾、肾上腺反射区各20~30次，力度以患者可以耐受为宜，使局部有酸麻感。

❹ 掐按商阳（图2）、全息穴位头、颈肩、肝、胆、肾2~3分钟，以先轻后重，再由重到轻的手法，缓慢结束按摩。

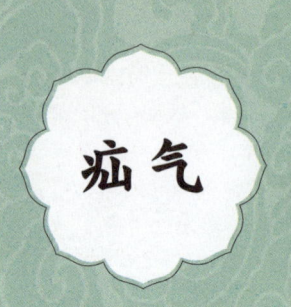

疝气

中医认为，儿童患疝气病是由于发育不健全，老年人患疝气病是因为体质虚弱、中气不足等导致气血运行受阻、不畅、滞留，腹腔内产生负压，导致腹腔内气压增大，迫使腹腔内的游离脏器突出所致。

❀ 足部按摩

❶ 食指指间关节依次压刮肾上腺、腹腔神经丛、肾、输尿管、膀胱、尿道反射区，力度适中，反复操作3分钟。

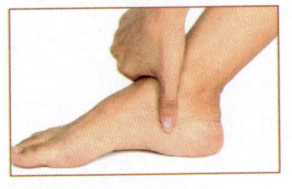

❷ 揉压两足前列腺（如图）、生殖腺反射区，力度适中，各5分钟。

❸ 推压脑、脑垂体、性腺、下腹部、腹股沟反射区，各3～5分钟，每日1～2次，一般连续治疗3天即可见效。

❹ 用食指的指间关节分别点压上、下身淋巴反射区各3～5分钟。

❺ 手掌搓擦肾上腺、肾反射区各3次，至足有透热感。

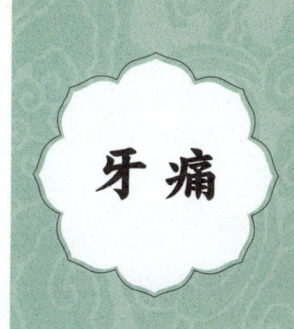

牙痛

牙痛是口腔科最常见的症状之一。很多牙病都可能引起牙痛，常见的有龋齿、急慢性牙髓炎、牙周炎、牙龈炎等。牙痛大致可以分为两类，即原发性牙痛和继发性牙痛。并发性牙痛中的神经性牙痛多发于中老年人。

🌼 手部按摩

❶ 拇指和食指掐揉，或用圆珠笔端点按合谷、少商、商阳（如图）、二间、三间、外关等穴，各1~2分钟，牙痛严重者可用掐法。

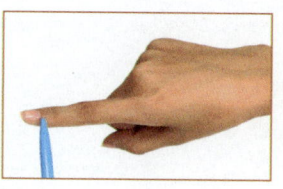

❷ 按揉或点按手针穴位牙痛点、胃点、大肠点、肾点，各1~2分钟。

❸ 拇指按揉或推按口腔、胃、脾、大肠、输尿管、膀胱、肺、上下颌反射区，各1分钟。

❹ 按揉头、脾胃、心肺、肾反射区1~2分钟。胃脾大肠区也可用小的衣服夹夹住，但时间不可过长。

口腔溃疡

口腔溃疡是个常见病，通常，口腔溃疡经过休息、饮食调节、保持大便通畅等可以自愈。B族维生素缺乏或心火上炎是引起口腔溃疡的主要原因。

❀ 足部按摩

❶ 拇指压推法刺激肾、输尿管、膀胱、尿道反射区各5次。

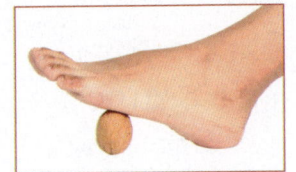

❷ 食指指间关节点按或踩核桃按压脑垂体、肾上腺、心（如图）、肝、脾、生殖腺反射区各5~10次。

❸ 食指指间关节点按大脑、小脑及脑干、上身淋巴结系统、下身淋巴系统、上颌、下颌反射区，逐渐用力，各10次，按摩时以被按摩者有酸痛麻胀感为宜。

保健指南

蒲公英干品20克，加清水适量煎沸，代茶温饮，每日1剂即可，一般治疗口腔溃疡3日可见效。

慢性鼻炎

慢性鼻炎是指鼻腔黏膜及黏膜下层的慢性炎症。急性鼻炎反复发作或治疗不彻底是导致慢性鼻炎的最常见原因。此外,外界有害气体、粉尘、潮湿、干燥、高温等长期刺激都可导致本病加重。

❀ 足部按摩

❶ 食指指间关节刮肾上腺、腹腔神经丛、肾、输尿管、膀胱、额窦、大脑反射区3～5次。

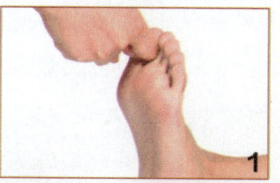

❷ 食指指间关节点按垂体、小脑及脑干(图1)、甲状腺、甲状旁腺反射区3～5次。

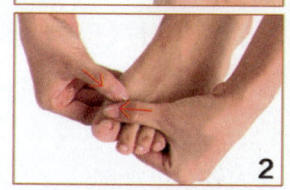

❸ 拇指推按鼻、肺及支气管、脾反射区各2～3分钟。

❹ 食指尺侧缘刮生殖腺反射区3～5次。

❺ 拇指推按上颌、下颌(图2)、扁桃体、喉与气管、胸部淋巴结(胸腺)、上身淋巴系统、下身淋巴系统反射区各3～5次。

慢性咽炎

慢性咽炎是常见的咽部疾病，大多继发于上呼吸道感染性病变，好发于经常吸烟酗酒者及经常接触有害粉尘或气体的人群。患者咽部常有瘙痒及各种不适感觉，如灼热、干燥、发痒、异物感、痰黏感等。

◎ 手部按摩

❶ 点按揉掐少商、商阳（图1）、合谷、熄喘、鱼际、外关、太渊，每穴1分钟，至局部有轻痛感为宜。

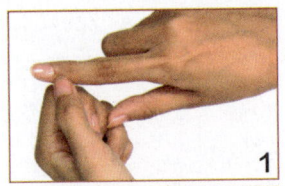

❷ 揉掐手针穴位肺点、脾点、肾点、胸点共3～5分钟，力度以被按摩者能承受为度。

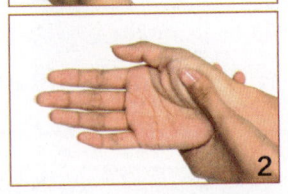

❸ 点按或推按肺、脾、肾、输尿管、膀胱、喉与气管、上身淋巴系统、胸部淋巴结、肾上腺、胸腔呼吸器官（图2）反射区，每次选4～5个穴位，每个穴位3～5次，以局部有热胀感为宜。

❹ 最后按揉心肺、肾、脾胃等，各按揉约1分钟。

过敏性鼻炎

过敏性鼻炎者大多有过敏家族史，但近年由于大气污染加剧，使有些原本非过敏性体质的人也演变成过敏性体质，从而使过敏性鼻炎的发病率呈增高趋势。

❁ 足部按摩

❶ 按摩前，先用热水泡脚15～20分钟。

❷ 单食指压刮或用尖状物点按额窦（图1）、肺、胃、肾、脾反射区各30次，以局部有胀痛感为宜，其中胃反射区可用双食指尺侧压刮。

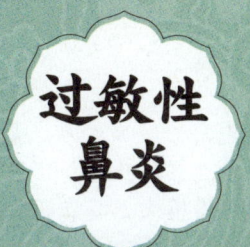

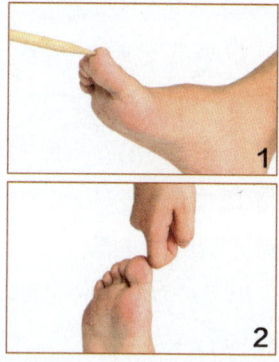

❸ 食指指间关节推压大脑、腹腔神经丛、垂体反射区各20次，局部有轻痛感即可。

❹ 扣指法推压鼻反射区（图2）3～5分钟，以被按摩者能承受的力度为准，局部产生酸胀感最佳。

❺ 拇指压推胸部淋巴、上下身淋巴系统反射区各2分钟。

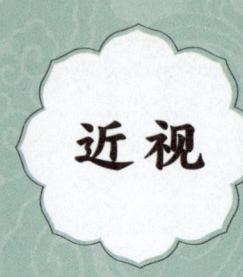

近视

近视是远视力不好的一种常见眼科病症，多由于青少年时期使用眼睛不当所致，如看书时光线太暗，距离太近，或疾病之后视力没有恢复，用眼过度，或躺着看书，坐在正在行驶的车上看书等。另外本病也有一定程度的遗传性。

❀ 手部按摩

❶ 取合谷、外关、神门、二间，每穴用力揉掐2~3分钟，以局部有酸胀感为宜。

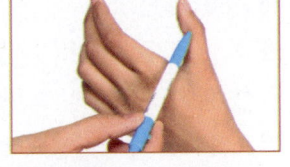

❷ 在手针穴取肝点、肾点、眼点（如图）、胸点处各点按揉掐2~3分钟，力度以患者有轻痛感为度。也可用圆珠笔点按。

❸ 点按或推按眼、大脑、肾、肾上腺、输尿管、膀胱、肝、心脏反射区，每区推按约10次，推按速度以每分钟30~60次为宜。

❹ 按揉头、肾、肝胆反射区各点1~2分钟，以局部有热胀感为宜。以上方法若能结合眼部按摩，效果更明显。

弱视

眼球没有器质性病变而矫正视力不能达到正常者称为弱视。弱视对儿童影响很大,若得不到及时治疗,症状会越来越严重。弱视眼远视力常在0.3以下,多有固视不良,部分患者伴有斜视或眼球震颤。

足部按摩

❶ 食指指间关节压刮脑、垂体、输尿管、膀胱、生殖腺反射区各5~8次。

❷ 食指指间关节点按眼、肝(图1)、肾反射区各20~30次,以局部有酸胀痛感为度。

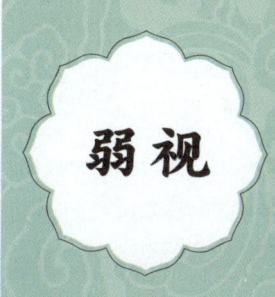

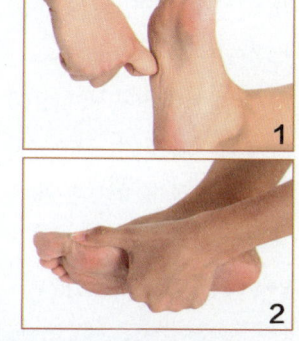

❸ 拇指压推颈椎(图2)、胸椎、尿道及阴道、前列腺或子宫反射区各5~8次。

❹ 食指推或拇指推上身淋巴系统、下身淋巴系统反射区,也可用食指指间关节点法加强穴位刺激强度。

耳鸣

耳鸣是耳病的一种症状，也可能是耳聋的前兆，所以当出现耳鸣时，一定不要轻视，要抓紧时间治疗。耳鸣主要由肾精亏虚、脾气虚弱、情志失调、饮食伤身等因素所致。

足部按摩

❶ 食指压刮或拇指压推腹腔神经丛、肾、输尿管、膀胱、尿道反射区，反复操作3~5次。

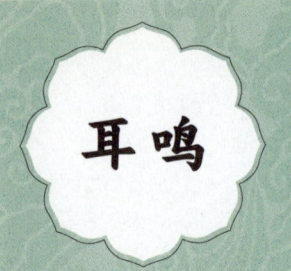

❷ 食指关节点按耳（图1）、肝、肾、脾反射区各2分钟。

❸ 用工具推按或拇指腹压推颈项、大脑、三叉神

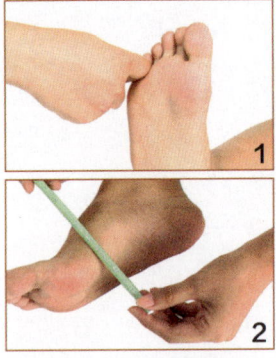

经、胆、胰、十二指肠、盲肠（阑尾）、回盲瓣、升结肠、横结肠、降结肠、乙状结肠、小肠反射区各1分钟。按摩力度以局部胀痛为宜。

❹ 用工具推按颈椎、胸椎（图2）、腰椎、骶椎、尿道、生殖腺反射区，反复操作5~10次。

❺ 左手掌搓摩右脚心，以透热为度。

咳嗽

咳嗽是呼吸系统疾病的主要症状，常见于上呼吸道感染、咽喉炎、急慢性支气管炎、支气管扩张、肺炎、肺结核等疾病。风热引起的咳嗽表现为痰浓且黄。

🌸 手部按摩

❶ 用按摩棒点按揉掐列缺、合谷、大鱼际（图1）、外关、太渊各穴，每穴1分钟，以局部有轻痛感为宜。

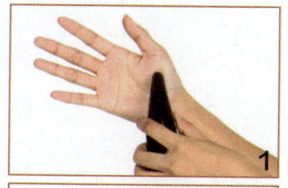

❷ 揉掐手针穴位肺点、脾点、肾点、熄喘、胸点共3～5分钟，力度以患者能承受为度。

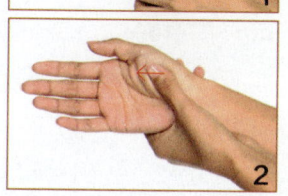

❸ 点按或推按肺、脾、肾、输尿管、膀胱、喉与气管、上身淋巴结、胸部淋巴结、肾上腺、胸腔呼吸器官（图2）反射区，每次选4～5个区域，每个区域3～5次，至局部有热胀感最佳。

❹ 最后按揉心脏、肺、肾、脾胃反射区，各处按揉约1分钟，缓慢放松。

感冒

感冒是由多种病毒引起的一种呼吸道常见病。本病全年皆可发病，春冬为多发季节。感冒可通过含有病毒的飞沫或被污染的用具传播，多数为散发性。要预防感冒，最有效的方法是提高人体的免疫力。

❀ 手部按摩

❶ 拇指端点按或用牙签点按合谷、外关、列缺、商阳（图1）、鱼际各穴位，每穴按摩1～2分钟，以局部有轻痛感为宜；咽喉肿痛较严重者，可在商阳穴，用无菌针刺破皮肤放出数滴血液，疼痛症状可明显缓解。

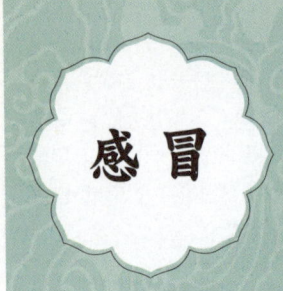

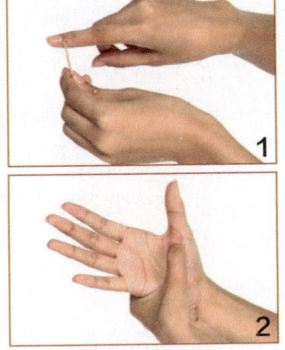

❷ 揉掐手针穴位肺点、咽喉点、扁桃体点（图2），每点2～3分钟，以患者的承受力为度，至局部有热胀感为宜。

❸ 推按肾、输尿管、膀胱和肺反射区各50次，以患

者感觉身体微热最佳。

④ 最后按揉全息穴位头、心、肺、颈、肩,按揉3~5分钟,缓慢放松。

⑤ 每日可按摩两次,按摩后补充适量温开水。

❀ 足部按摩

① 食指指间关节压刮肾上腺、腹腔神经丛、肾、输尿管、膀胱、尿道反射区,反复3~5次,以感到酸胀感为宜。

② 食指指间关节推压支气管、肺、鼻反射区各30次。

③ 刮压气管、咽喉(图3)、扁桃体反射区,各20次。

④ 双拇指捏按胸部淋巴、上身淋巴、下身淋巴结各20次。

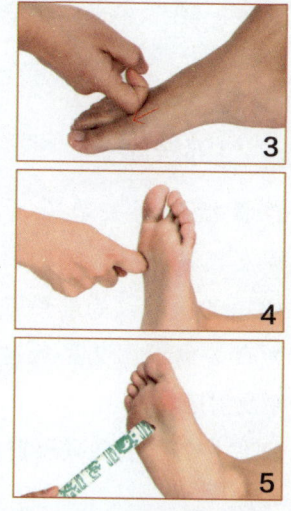

⑤ 食指指间关节推压甲状腺(图4)、脑、垂体反射区,各10次,逐渐用力,以局部有热麻胀感为宜。

⑥ 艾灸肺反射区(图5)8~10次,可增加患者精力。

⑦ 再次按摩肾、输尿管、膀胱反射区,反复3~5次,以促进代谢产物的排出。

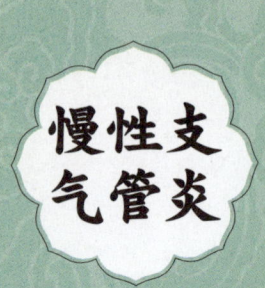

慢性支气管炎

慢性支气管炎是由于感染或非感染因素引起气管、支气管黏膜及其周围组织的慢性非特异性炎症。多在冬季发作，春暖后缓解。慢性支气管炎最突出的症状是咳嗽、咳痰。一般晨起时咳嗽、咳痰较多，白天咳嗽相对较少。

❀ 足部按摩

❶ 食指指间关节推压肺和支气管反射区（如图）30～50次，以局部热胀感为宜。也可用艾条灸这两个反射区。

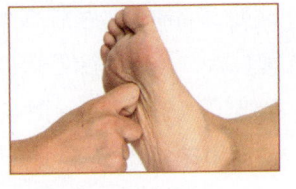

❷ 捏按气管、咽喉反射区各20～40次，以感觉舒适为宜。

❸ 食指指间关节按揉甲状旁腺反射区50次，力度以局部有轻痛感为宜。

❹ 食指刮压法刮压胸部淋巴结反射区20次。

❺ 单指食指指间关节中等力度按揉心脏、脾反射区，各按揉20次，缓慢放松，以局部有胀痛感为宜。

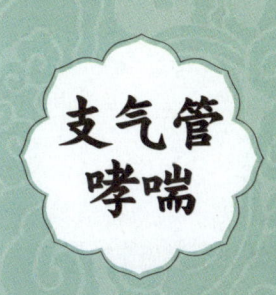

支气管哮喘是因支气管痉挛，黏膜水肿，分泌物增多而引起支气管阻塞的过敏性疾病。支气管哮喘可见于各个年龄段，且致病原因很多，如气候因素、导致哮喘的各种化学药品、花粉，或冷空气、油烟等都会导致哮喘发作。

手部按摩

❶ 点按列缺、太渊、合谷、三间、大鱼际各穴，每穴点按2~3分钟，以局部有酸胀感为度。

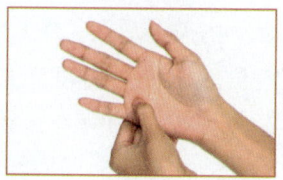

❷ 掐揉手针穴位哮喘新穴（如图）、肺点各2~4分钟，以局部有胀痛感为宜。

❸ 点按肾、垂体、输尿管、膀胱、肺、鼻、大肠、脾反射区，每个反射区按摩20~30次，以局部有酸胀感最佳。

❹ 最后在全息穴位心、肺、肾各按揉2分钟，缓慢放松。按摩时可根据患者的病情酌情加减按摩的穴位和时间。

神经性头痛

神经性头痛多是由精神紧张、生气引起的。激动、生气、失眠、焦虑或忧郁等因素常使头痛加剧。患者多伴有头晕、烦躁易怒、焦虑不安、心慌、气短、耳鸣、失眠多梦、腰酸背痛、颈部僵硬等症状。

❀ 手部按摩

❶ 点按合谷、神门、大陵、内关、后溪（图1）各穴位，以中等力度点按，每穴点按2～3分钟，以局部有轻痛感为宜。

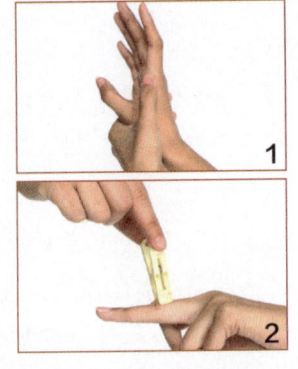

❷ 用衣夹夹全息穴位后头（图2）、手针穴位心点、颈中、肾点各2～3分钟。

❸ 按揉或推按肾、膀胱、输尿管、腹腔神经丛、心、肝、肺、垂体、脾反射区各20～30次。

❹ 点按全息穴位头、肝、胆、心、肺、肾、脾、胃，力度以被按摩者的承受力为准，至局部有轻胀痛感为宜，缓慢放松。

足部按摩

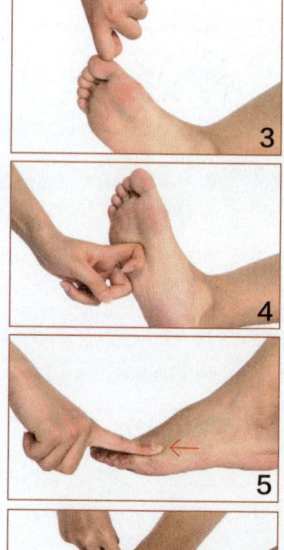

① 食指指间关节推压脑（图3）、额窦、腹腔神经丛反射区各10次，至局部有酸胀感为最佳。

② 食指指间关节按揉垂体、肾（图4）、心反射区各20次，以被按摩者能耐受为度。

③ 食指指间关节推压颈项、颈椎、肩胛骨、斜方肌、眼反射区，各10次，推压速度以每分钟20~40次为宜。

④ 单食指刮压生殖腺、内耳迷路（图5）反射区各10次，至局部有热胀感为宜。

⑤ 用食指指间关节压刮胃、肝、脾、肾上腺、肾反射区，每个反射区各20次。

⑥ 食指指间关节按揉上、下身淋巴系统（图6）反射区10次，此反射区比较敏感，以轻手法为主。

⑦ 按摩肾上腺、腹腔神经丛、肾、输尿管、膀胱、尿道反射区2分钟。

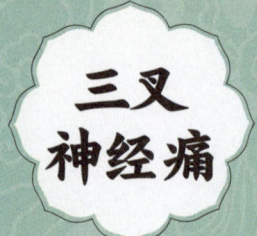

三叉神经痛

三叉神经痛是一种病因尚不明确的神经系统常见疾患,多发生于40岁以上的中老年人,大多数为单侧,少数为双侧。常见于刷牙、洗脸、谈话时简单的张嘴动作即可诱发。

❀ 足部按摩

❶ 点按肾、腹腔神经丛、肾上腺、输尿管、膀胱反射区各3~5次。

❷ 点按肺、鼻(图1)、眼、耳、口、牙齿反射区各10~20次。

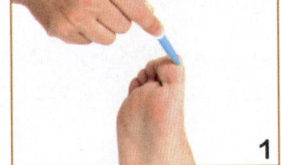

❸ 用牛角棒点按三叉神经(图2)、大脑、脑干反射区各20~40次,按摩力度以局部胀痛为宜。

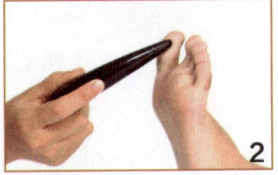

❹ 最后由肾推至尿道反射区。

保健指南

三叉神经痛患者平常要尽量防止诱发疼痛的因素。如吃饭、刷牙时动作要轻柔,外出时尽量戴口罩等。

坐骨神经痛

坐骨神经痛是指沿坐骨神经分布区域以臀部、大腿后侧、小腿后外侧、足背外侧为主的放射性疼痛。坐骨神经痛以掌侧较多,前期患者会感到下背部酸痛和腰部僵直。

🏵 足部按摩

❶ 用电吹风吹坐骨神经反射区(如图)3~5分钟,电吹风温度不宜过高,以坐骨神经处有放射感为度。

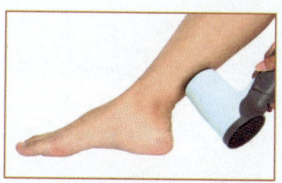

❷ 食指指间关节点大脑、垂体、三叉神经、小脑及脑干、甲状旁腺、肾、输尿管、膀胱、生殖腺反射区各10次。

❸ 拇指压推颈椎、胸椎、腰椎、骶椎、内尾骨、内髋关节反射区各10次。

❹ 食指尺侧缘刮外尾骨、外髋关节、膝、生殖腺反射区各10次。

❺ 食指指间关节点按上身淋巴系统、下身淋巴系统反射区各10次,此反射区较为敏感,手法力度不可过重。

面瘫

面瘫俗称口眼歪斜，是一种常见疾病。据调查显示，心理因素是导致面瘫的因素之一，有相当一部分患者发病前存在身体疲劳、精神紧张、睡眠不足或身体不舒服等情况。本病起病急，无明显诱因，多在晨起时发现口角偏向健侧，一侧面部呆滞、麻木、瘫痪。

❀ 手部按摩

❶ 用牙签束点按合谷（图1）、内关、外关、列缺、神门穴各1~2分钟。

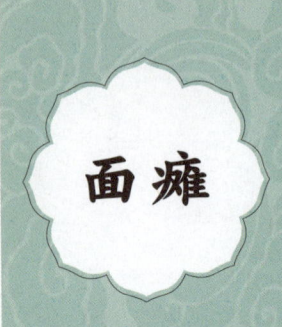

❷ 掐揉手针穴位偏头点、再创、后合谷各1~2分钟。

❸ 捏揉肾、输尿管（图2）、膀胱、肺、大脑、颈项、上下颌、耳、鼻、

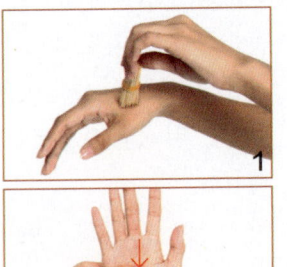

眼、头颈部淋巴反射区，每次选择3~5个区域进行按摩，每区域按摩1分钟，以局部酸胀痛感为宜。

❹ 点按脾胃、头反射区，每处点按2分钟。

足部按摩

❶ 拇指压推法刺激肾、输尿管、膀胱反射区各5次，以局部感到微微胀痛为宜。

❷ 食指指间关节点按脑垂体、肾上腺、甲状腺、上下身淋巴系统（图3）、脾、前列腺或子宫、生殖腺、尿道反射区各5~10次。

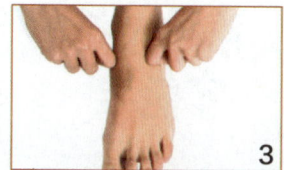

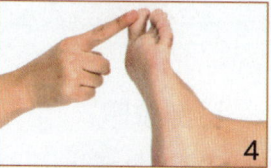

❸ 食指点按大脑、小脑及脑干、额窦、三叉神经（图4）、耳、颈椎反射区，逐渐用力，各反射区10次，按摩时以有酸痛麻胀感为宜。

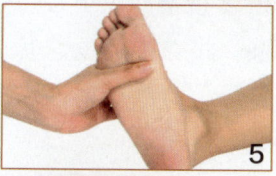

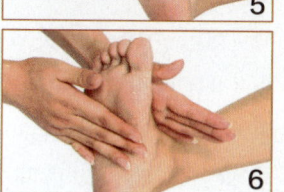

❹ 拇指压推眼、肝、鼻、上颌反射区各30次，以局部产生热胀感、微痛为度或以感觉舒适为宜。

❺ 按摩肾上腺、甲状腺（图5）、腹腔神经丛、肾、输尿管、膀胱、尿道反射区，反复3~5次。

❻ 两手掌搓摩足背和足心（图6），放松足部，缓慢结束。

胃肠神经官能症

胃肠神经官能症是由于高级神经功能紊乱所引起的胃肠功能障碍，主要为肠胃分泌与运动功能紊乱，患此病者并无器质性病变。

🌸 足部按摩

❶ 食指指间关节按压肾上腺、腹腔神经丛、肾、输尿管、膀胱反射区，反复操作3~5次。

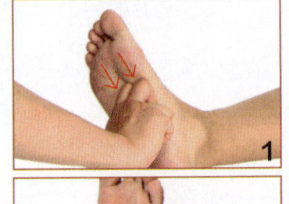

❷ 食指、中指指间关节压刮胃（图1）、脾、小肠、脑、垂体、肾、心反射区各30次。

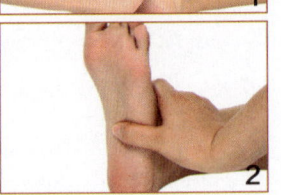

❸ 食指屈曲，以指间关节推压小脑及脑干、胰、十二指肠、盲肠（阑尾）、回盲瓣各20次，推压速度以每分钟20~40次为宜。

❹ 拇指压推升结肠、横结肠、降结肠、乙状结肠（图2）及肛门反射区各10次，以局部有热胀感为宜。

❺ 最后按摩肾上腺、腹腔神经丛、肾、输尿管、膀胱、尿道反射区2分钟。

下肢静脉曲张

下肢静脉曲张是四肢血管疾患中最常见的疾病之一，发病时下肢浅表静脉发生扩张、延长、弯曲成团状，晚期可并发慢性溃疡等病变。本病多见于从事站立工作或体力劳动的人。

🌼 足部按摩

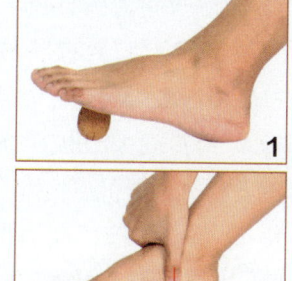

❶ 脚踏核桃刺激肝、脾、心、肾上腺（图1）反射区各30次，中等力度，以局部有酸胀感为宜。

❷ 用指间关节推压小肠20～30次，力度视被按摩者的耐受力而定，以局部有热胀感为宜。

❸ 拇指推压颈椎、颈项、腰椎、内侧坐骨神经反射区，各50次。

❹ 食指尺侧缘刮压膝关节、外尾骨、外侧坐骨神经反射区，各50次。

❺ 拇指压推腹股沟（图2）、上身淋巴系统、下身淋巴系统反射区，各20～30次，以局部有轻痛感为宜。

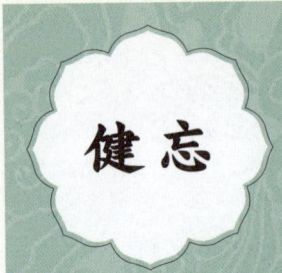

健忘

健忘又称"喜忘"、"善忘"、"多忘",是指记忆力减退、遇事善忘的一种病症。

❀ 足部按摩

❶ 食指指间关节推压甲状腺、额窦、腹腔神经丛、胃反射区各10次。

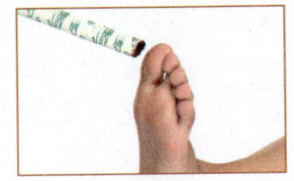

❷ 食指指间关节按揉或艾灸大脑(如图)、垂体、肾、心反射区各20次。

❸ 食指、中指指间关节推压小脑及脑干、颈椎、眼、耳、颈项各10次,以每分钟20～40次为宜。

❹ 食指刮压生殖腺、子宫或前列腺、内耳迷路反射区各10次,至局部有热胀感为宜。

❺ 食指指间关节压刮胃、肝、脾、肾上腺、肾反射区各20次。

❻ 按揉上、下身淋巴系统反射区10次。

❼ 最后按摩肾上腺、腹腔神经丛、肾、输尿管、膀胱、尿道反射区2分钟。

排毒

由于平时不良的生活习惯导致身体不能正常新陈代谢，使得脸部和身体肌肤出现肤色晦暗、长痘痘、暗疮、容易过敏等。"排毒"就是把这些不用的代谢废物及时排出体外。

🌸 足部按摩

❶ 食指指间关节压刮肾上腺（图1）、肾脏、胸腔神经丛、输尿管、膀胱和尿道反射区，反复操作3~5次，以足底有温热感为宜。

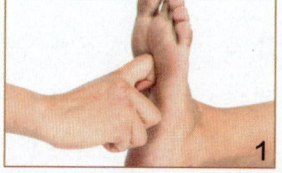

❷ 拇指点按大脑、垂体反射区，逐渐用力，点按3~5分钟。

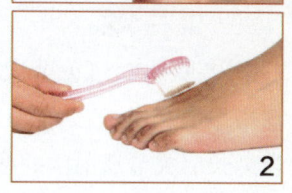

❸ 用拇指压推胃、脾、心、肝、胆反射区各1~2分钟，力度适宜。

❹ 食指指关节点按上下身淋巴反射区，用软毛刷刷胸部淋巴反射区（图2），各2~3分钟为宜。

疲劳综合征

现代社会竞争越来越激烈，人们承受着来自方方面面的压力，这些压力将会影响到人的健康。按摩能够调整人的情绪，适当放松紧张的神经，有益于健康。

❀ 足部按摩

❶ 食指桡侧压刮或拇指压推腹腔神经丛、肾、输尿管、膀胱、尿道反射区，反复操作3～5次。

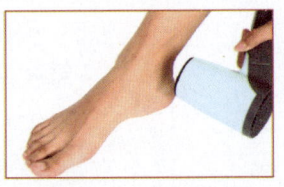

❷ 用电吹风吹髋关节反射区（如图），拇指压推或双指钳肩、肘、膝关节10～20次，根据实际情况可适当延长肩关节反射区的按摩时间，加大按摩力度。

❸ 食指指间关节点肺、脾、肝、肾反射区各30次，以局部有酸胀痛感为度。

❹ 点按颈椎、颈项、大脑、斜方肌等各反射区5～10次，按摩力度以局部胀痛为宜。

❺ 食指关节点或拇指推上身淋巴系统、下身淋巴系统反射区。

落枕

落枕也称失枕,是一种常见病,好发于青壮年,以冬春季多见。导致落枕的常见原因是肌肉扭伤、受风寒。此病起于睡眠之后,与枕头高度、睡眠姿势或睡眠时暴露肩关节等有密切关系。

❀ 足部按摩

❶ 手握住脚板固定,摇转脚大拇指,顺时针和逆时针方向交替进行。

❷ 拇指从上往下推压按摩颈椎(图1)反射区,推按5~7次。

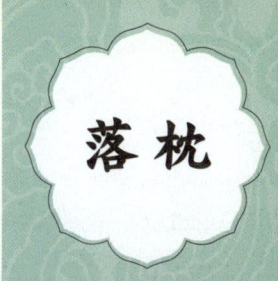

❸ 拇指推压颈项(图2)反射区10次,按摩时方向要由小趾侧向拇指侧推压。

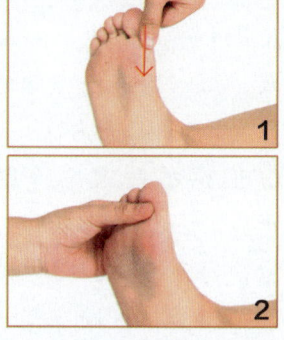

❹ 拇指由外向内慢慢压推斜方肌反射区2~3分钟/次,逐渐用力,以局部有酸麻胀感为宜。

❺ 双手拇指指腹从脚趾至脚跟方向压推肩胛骨反射区5~7次,以透热为度。

眩晕

眩晕是一种自身或外界物体的运动性幻觉,是对自身平衡觉和空间位象的自我感知错误,眩晕往往是动脉粥样硬化、脑血栓等心脑血管疾病的征兆之一。一旦发生,就需要提高警惕了。

🌸 手部按摩

❶ 揉掐合谷、内关、神门(图1)、关冲、阳谷各穴,每穴揉掐1~3分钟,以局部有酸痛感为宜。

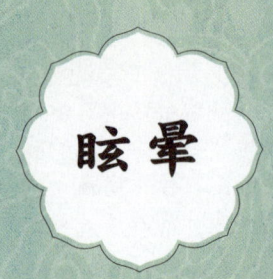

❷ 掐揉手针穴位脾点、肾点、肝点、心点等各穴位,每穴按揉1~3分钟,逐渐用力,以局部有酸胀感最佳。

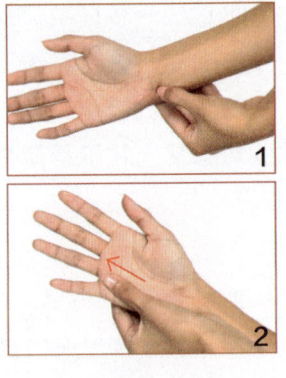

❸ 按揉头、脾胃、肾、肝胆反射区,每穴按揉3~5分钟,至局部有热胀感。

❹ 点揉或推按垂体、小脑、脑干、内耳迷路(图2)、胃、颈项、耳、眼、肾、肾上腺反射区,各1分钟。

❀ 足部按摩

❶ 拇指推按腹腔神经丛（图3）、肾上腺、肾脏、输尿管、膀胱反射区2分钟。用电吹风吹腹腔神经丛也可以起到相同的作用。

❷ 点按胃、脾、胰、肝、胆反射区各1~2分钟。

❸ 圆珠笔点按小脑脑干（图4）、垂体反射区各5分钟。

❹ 食指指间关节压刮额窦、眼、耳、心脏反射区各1分钟。

❺ 拇指压推颈椎、胸椎、腰椎反射区，可反复3~5次。

❻ 拇指压推内耳迷路反射区5分钟。

❼ 推摩足背及足底部，放松足部，缓慢结束。

保健指南

预防晕车小妙方

取新鲜生姜1片，置于肚脐上，用伤湿止痛膏盖贴，同时将伤湿止痛膏贴于内关穴，用手指轻轻揉摩穴位，有预防晕车的作用。

失眠

失眠是指因各种原因导致的经常不能正常入睡或睡眠质量不佳。一旦发生经常性失眠，就要注意合理性调理，如进食清淡、含蛋白质及维生素丰富的食物，保持有规律的生活等。

❀ 手部按摩

❶ 以中等力度点按合谷、神门、大陵、内关、劳宫（图1）各穴，每穴点按2~3分钟，以局部有轻痛感为宜。

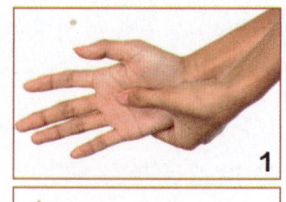

❷ 揉掐手针穴位心点、肾点、颈中（图2），每处1~2分钟，力度适中即可。

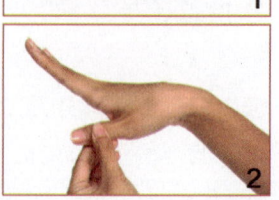

❸ 按揉或推按肾、膀胱、输尿管、肺、垂体、腹腔神经丛、心、胃、肝、脾、大肠、小肠反射区20~30次，至局部有轻微热胀感为宜。

❹ 点按头、心肺、脾胃、肝胆、肾反射区，以被按摩者的承受力为度，至局部有轻胀痛感为宜，缓慢放松。

❁ 足部按摩

❶ 按摩前，先以热水泡脚15~20分钟。

❷ 艾灸或食指中等力度压刮额窦、心、肝、胃、肾（图3）、脾（图4）反射区各30次，以局部有胀痛感为宜，其中胃反射区可用双食指压刮。也可艾灸或以食指关指压刮。

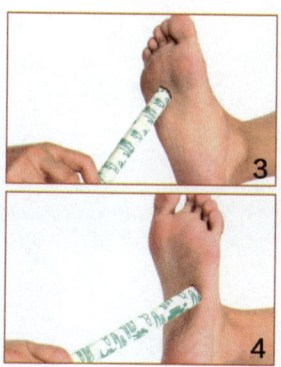

❸ 食指掌指关节推压大脑、腹腔神经丛、甲状腺各20次，至局部有轻痛感即可。

❹ 用食指指间关节推压小脑、三叉神经反射区各20次，以被按摩者能承受的力度为准。

保健指南

睡眠的用具

无论是南方的床还是北方的炕，在安放或修造时都应南北顺向，人睡时头北脚南使机体不受地磁的干扰。硬度宜适中，过硬的床会使人因受其刺激而不得不时常翻身难以安睡，睡后周身酸痛。

颈椎病

颈椎病主要由于颈椎长期劳损、骨质增生，或椎间盘脱出、韧带增厚，致使颈椎脊髓、神经根或椎动脉受压，出现一系列功能障碍的临床综合征。表现为颈项僵硬、活动受限，一侧或两侧颈肩臂放射痛。

◎ 手部按摩

❶ 点按合谷、外关、养老、后溪、列缺（图1）、外劳宫等穴位，每穴点按1~3分钟，以局部有胀热痛感为宜。

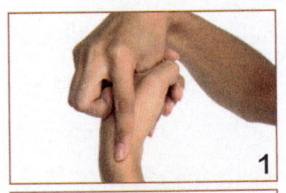

❷ 在颈中、后头点、脊柱点，各按揉3~5分钟，以局部有酸痛感为宜。

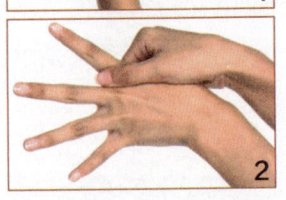

❸ 点按或推按颈椎、颈项、大脑、肾、斜方肌、颈肩（图2）、头颈淋巴系统、胸椎反射区，各反射区点按或推揉20~40次，以局部有胀热痛感为宜。

❹ 最后按揉全息穴位颈、肩、头、四肢，每穴按揉3~5分钟，以局部有胀痛感为宜。

❀ 足部按摩

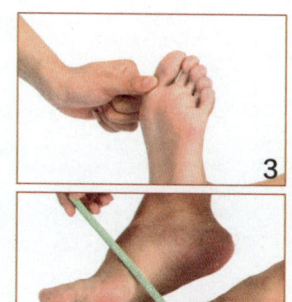

❶ 食指压刮或拇指压推腹腔神经丛、肾、输尿管、膀胱、尿道反射区，反复操作3～5次。

❷ 点按颈椎、颈项（图3）、大脑、斜方肌等各反射区5～10次，按摩力度以局部感觉胀痛为宜。

❸ 食指压推或以双指钳按摩肩、肘、膝关节、髋关节反射区10～20次。

❹ 用铅笔向足跟方向推按颈椎、胸椎（图4）、腰椎、骶椎、尾骨反射区，反复操作5～10次。

❺ 再依次推按眼、耳、肺反射区各10次。

保健指南

预防颈椎病

睡觉时不可俯着睡，枕头不可以过高、过硬或过平；避免和减少急性损伤；防风寒、潮湿，避免午夜、凌晨洗澡或受风寒吹袭；改正不良姿势，每低头或仰头1～2小时，需要做颈部活动，以减轻肌肉紧张度。

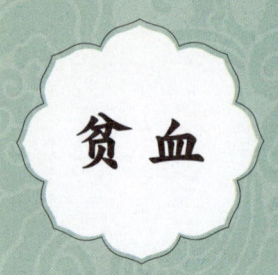

贫血

血液中红细胞数和血红蛋白的量明显低于正常值时称为贫血。临床症状可见面色苍白、呼吸短促、心慌失眠、头晕耳鸣、健忘、食欲不振、肌肤粗糙、月经量少、舌淡脉细等。

❀ 手部按摩

❶ 点按或按揉胃反射区3～5分钟,手法由轻到重,逐渐用力,至局部出现酸、胀、痛的感觉为度。

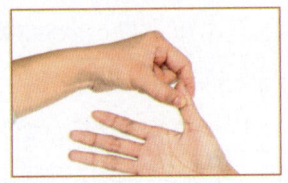

❷ 揉掐手针穴位胃肠点、三焦点、脾点(如图)、小肠点等,各点揉掐1～2分钟,至局部有热胀感为宜。

❸ 拇指按揉肾、肝、脾、小肠、胰反射区3～5分钟,至局部有酸痛感为宜。

❹ 点按内关、合谷、商阳穴各1分钟,逐渐用力,以局部有酸胀感为宜。

❺ 最后在脾胃穴、十二指肠穴各按揉2分钟,缓慢放松。

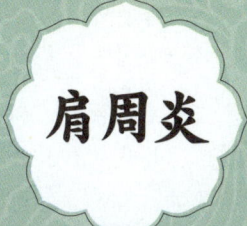

肩周炎

肩周炎是肩关节周围炎的简称，其多发于50岁左右，又有"五十肩"之称，也称"漏肩风"，是以肩部酸痛和运动功能障碍为主要特征的常见病。主要临床表现为疼痛和功能活动受限。

❀ 手部按摩

❶ 用中等力度点按合谷、后溪、外关、养老、中渚各穴，每穴1~2分钟，以局部感觉有酸麻感为宜。

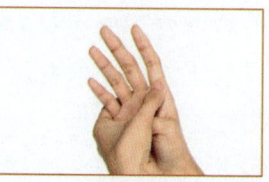

❷ 以拇指、中指、食指指腹着力揉掐后头点、肩点、颈中、再创等手针穴位，力度以被按摩者可以耐受为宜。

❸ 点按或推按肩关节、颈肩区、肘关节、斜方肌、肾、颈项、颈椎、胸椎、上身淋巴系统各反射区，每区按摩1~2分钟，至局部有轻微热胀感为宜。

❹ 按揉全息穴位肩部（如图）、上肢反射区2~3分钟，至局部有轻痛感为宜。

足跟痛

足跟痛是由于足跟的骨质、关节、滑囊、筋膜等处病变引起的疾病。表现为走时呈跛行状、疼痛逐渐加剧，平卧时也会有酸胀、灼热或针刺样疼痛。

❀ 足部按摩

❶ 先泡脚放松全足，然后按摩肾、输尿管和膀胱反射区，以局部有热胀感为宜。

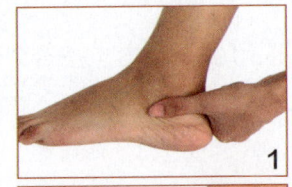

❷ 用拇指点按生殖腺（图1）、内尾骨、外尾骨反射区各30～50次，以局部酸胀或轻微疼痛为宜。

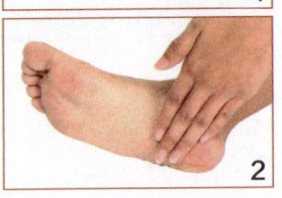

❸ 拇指由外向内推肾反射区，可促进按摩后机体产生的代谢产物尽快排出体外。

❹ 拇指指腹按揉足跟部的压痛点及其周围5～10分钟，拿小腿后侧腓肠部3分钟，擦热足跟并热敷（图2）。

❺ 再次进行全足的放松，缓慢结束治疗。

骨质疏松

骨质疏松症是一种中老年常见疾病，较轻时常无症状，常常是发生了疼痛性脊椎骨折，或出现髋部及腕部的骨折才明确患病，因此被称做是"寂静的杀手"。

足部按摩

❶ 食指指间关节压刮肾、肾上腺、腹腔神经丛、输尿管、膀胱反射区，2~3分钟。

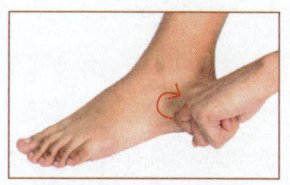

❷ 食指掌指关节按揉肩关节、肘关节、膝关节（如图）等反射区各2~3分钟，以局部有酸胀痛感为宜。

❸ 拇指腹推压颈椎、胸椎、腰椎、骶椎、肩胛骨、髋关节反射区各1分钟。

❹ 食指掌指关节按揉肺、肝、脾脏、胆反射区各1分钟，以被按摩者的耐受力为度，至局部有酸胀感为宜。

❺ 食指指间关节点压按揉上、下身淋巴系统各20次，此反射区比较敏感，用力以被按摩者能耐受为度，以局部有热胀感为宜。

腰肌劳损

腰肌劳损为临床常见病。主要临床表现为腰部酸痛或胀痛，部分为刺痛或灼痛；劳累时增加休息时间可减轻症状；适当活动和经常改变体位时也可减轻，活动过度又加重。

🏵 手部按摩

❶ 按揉养老、合谷、后溪各穴位及腰痛点，各2～3分钟，至局部有酸胀感为度。

❷ 用圆珠笔点按腰肌点（图1）、脊柱点、坐骨神经点，各2～3分钟，逐渐用力。

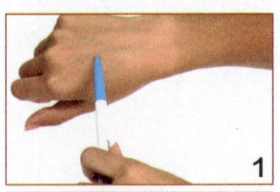

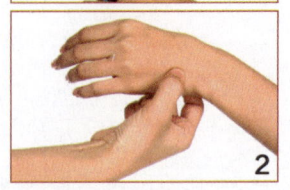

❸ 点按或推按肾、输尿管、膀胱、髋关节（图2）、下肢淋巴结、腰椎反射区各1分钟，按摩至局部有胀痛感为宜。

❹ 按揉腰腹、腿、肾、脐周、生殖反射区，逐渐用力，以被按摩者感觉舒适为宜，缓慢放松，至局部有热胀感为度。

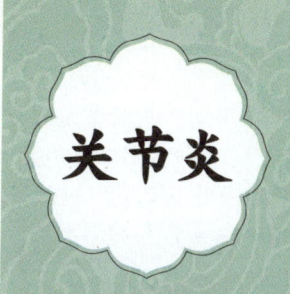

关节炎

关节炎是一种常见的慢性疾病，指由炎症、感染、创伤或其他因素引起的关节炎性病变，属风湿学科。本病常引起的并发症有骨折、肢体生长障碍、肢体畸形、关节挛缩及强直等。

❀ 足部按摩

❶ 食指指间关节压刮肾、肾上腺、腹腔神经丛、输尿管、膀胱反射区共2~3分钟，力度适中，以感觉微微胀痛为最佳。

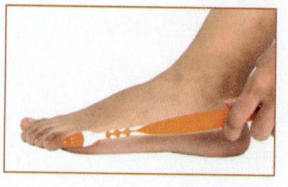

❷ 软毛牙刷刷膝关节、肩关节（如图）、肘关节反射区各2~3分钟。

❸ 拇指指腹推压肩胛骨、髋、颈椎、胸椎、腰椎、骶椎反射区各1分钟。

❹ 食指指间关节按揉肝、胆、脾脏、肺反射区等各1分钟，用力视患者的耐受力而定，直至局部有酸胀感为度。

腰酸背痛

腰酸背痛是一种比较常见的症状，以中老年人多见。导致腰酸背痛的主要原因是腰椎的退行性改变和慢性肌肉劳损，还有就是不良的站、坐、工作姿势给人体背部的椎间盘不同的压力造成的。

❀ 手部按摩

❶ 按揉养老穴、合谷穴（如图）、后溪穴、腰痛点各2~3分钟，至局部有酸胀感为度。

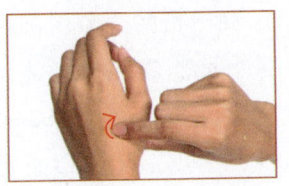

❷ 按揉腰肌点、脊柱点、坐骨神经点各2~3分钟，逐渐用力，用力要均匀、柔和、深透。以有微微的热胀感为宜。

❸ 点按或推按肾、输尿管、膀胱、髋关节、下肢淋巴系统、腰椎反射区各1分钟，按摩至局部有胀痛感为宜。

❹ 按揉全息穴位腰、腹、腿、肾、生殖器，逐渐用力，以患者感觉舒适为度，至局部感觉有热胀感为宜。

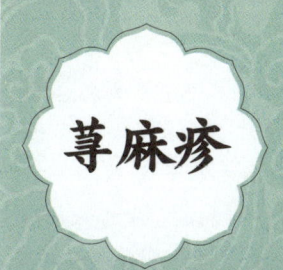

荨麻疹

荨麻疹是一种常见的过敏性皮肤病,在接触过敏源的时候,身体的某些部位会出现形状、大小不一的红色斑块,这些产生斑块的部位,伴有发痒的症状。

🌸 手部按摩

❶ 拇指或用圆珠笔端点按外关、神门、合谷、少商、后溪穴各1~2分钟。

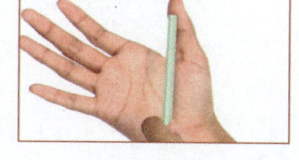

❷ 按揉手针穴肺点、胃肠点、肝点1~2分钟。

❸ 拇指按揉或用工具点按胃脾大肠、大脑、垂体(如图)、肾、输尿管、膀胱、肺、脾、肝、淋巴系统反射区,各1分钟。

❹ 按揉脾胃、心肺、肾反射区1~2分钟。

保健指南

荨麻疹患者宜多吃富含维生素的新鲜蔬果或服用维生素C、B族维生素等。

前列腺炎

前列腺炎是指前列腺感染所致的急慢性炎症，从而引起的全身或局部症状。

手部按摩

❶ 着力揉掐合谷、神门、劳宫、内关等穴位各2分钟。

❷ 点按手针穴位会阴点、脾点（图1）等各2～3分

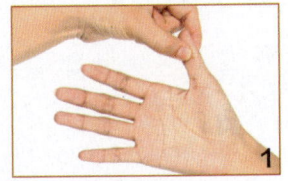

钟，逐渐用力，力度以患者能耐受为宜。

❸ 推按肾、生殖腺、膀胱等反射区各20～30次，推按的速度以每分钟30～60次为宜，至局部有热胀感为度。

足部按摩

❶ 揉压两足前列腺（图2）、生殖腺反射区各5分钟。

❷ 揉按肾上腺、肾、膀胱反射区各5分钟。

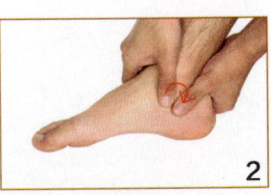

❸ 手掌搓擦肾上腺区30次，至足有透热感为度。

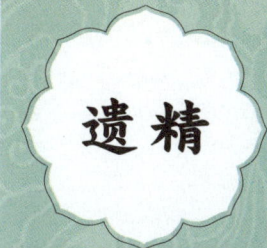

遗精

遗精是指不因性生活或手淫等其他直接刺激而发生精液自发外泄的一种现象。主要临床表现为精液不正常的频繁遗泄，或梦遗，或不梦而遗，甚至清醒时亦滑漏。

❀ 足部按摩

❶ 食指指间关节压刮肾上腺、肾、输尿管、膀胱反射区，反复操作2~3分钟。

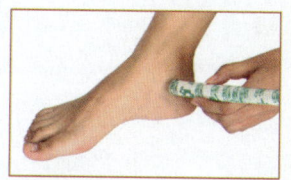

❷ 食指指间关节点压大脑、脑垂体、生殖腺反射区，各2分钟。

❸ 艾灸尿道及阴道、前列腺或子宫（如图）反射区，各5分钟。

❹ 食指尺侧缘刮生殖腺反射区5分钟，以局部有酸麻胀感为度。

❺ 拇指推腹股沟、胸部淋巴结反射区各2分钟。

保健指南

◎ 衣裤不要过紧，被褥不要过厚。

◎ 不酗酒，不饮浓茶、咖啡。不要乱用温阳补肾的保健品。

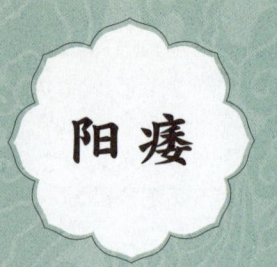

阳痿

有关调查表明，在成年男性中约有11.4%的人发生过阳痿。阳痿的发生率随年龄的增长而上升。男性在50岁以后，不少人会出现阳痿，到了65~70岁时，阳痿的发生则达到高峰。

🌸 足部按摩

❶ 食指指间关节刮肾上腺、腹腔神经丛、肾、输尿管、膀胱等反射区各5次，至局部有酸胀感最佳，每分钟20~30次为宜。

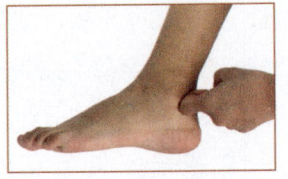

❷ 食指指间关节按揉脑、垂体、肾、心、脾反射区，各20次，以患者能耐受为度。

❸ 食指指间推压小脑及脑干、颈项、甲状腺、甲状旁腺反射区，各10次。

❹ 食指压刮生殖腺（如图）、尿道、前列腺反射区，各50次，至局部有酸麻胀感为宜。

❺ 按揉上身淋巴、下身淋巴、腹股沟反射区，各10次。

❻ 最后按摩肾上腺、腹腔神经丛、肾、输尿管、膀胱、尿道反射区各2分钟。

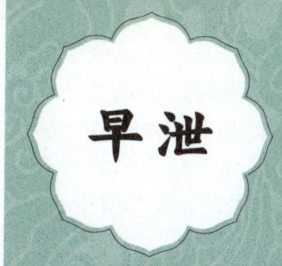

早泄

早泄是男性性功能障碍的一种。导致早泄的原因主要可以分为心理和生理因素两大部分。随着现代生活节奏的加快和工作压力的增加，早泄患者人数日趋增多。

❁ 足部按摩

❶ 食指指间关节压刮肾上腺、腹腔神经丛、肾、输尿管、膀胱等反射区，反复按摩5次。

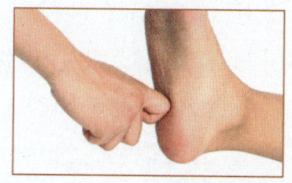

❷ 食指指间关节按揉眼、生殖腺、失眠点（如图）、脾、脑、垂体反射区，各20次，以患者能耐受为度。

❸ 拇指推压颈椎、胸椎、腰椎、骶椎、内尾骨、直肠及肛门、尿道或阴道、前列腺或子宫反射区，各10次。

❹ 食指尺侧缘刮外尾骨、下腹部、生殖腺反射区，各30次，以局部有酸麻胀感为宜。

❺ 食指指间关节点腹股沟管、上身淋巴结、下身淋巴结、胸部淋巴结反射区，各10次，此反射区比较敏感，以轻手法为主。

胸闷

胸闷是一种主观感觉,即呼吸费力或气促。胸闷的症状有轻有重,轻者若无其事,重者则觉得难受,似乎被石头压住胸腔,甚至发生呼吸困难。

🏵 手部按摩

❶ 用指端掐中冲穴,或用圆珠笔笔端或牙签粗端刺激此穴位10~20次(图1),力度以局部有刺痛感为宜,不宜刺破皮肤。

❷ 拇指端点按神门(图2)、内关穴10~20次,也可用牙签点按此穴。按摩的力度以患者的耐受力而定,每日可以按摩2~3次。

❸ 点揉手针穴位心点、胸点、胸骨等各1~2分钟。

❹ 点按全息穴位心、肺、脾胃、肾、上身淋巴系统(图3)各2~3分钟。

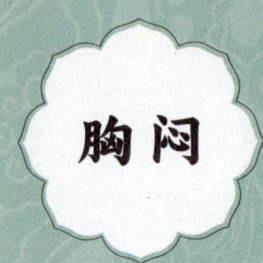
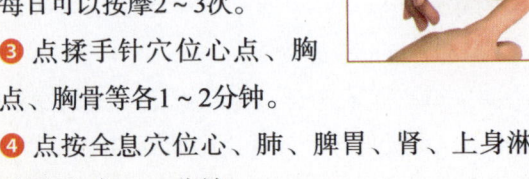
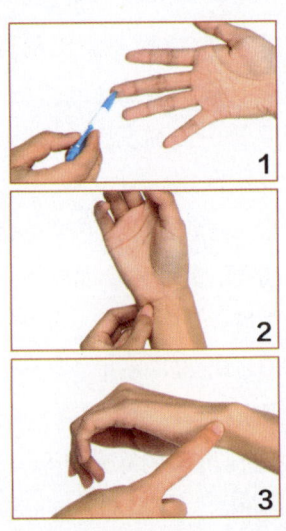

足部按摩

① 食指指间关节压刮肾上腺、腹腔神经丛、肾(图4)、输尿管、膀胱、尿道反射区,反复3~5次。

② 拇指按揉肾上腺、肝、脑(图5)、垂体、肾、心反射区,各20次,按揉心反射区时手法应轻柔,速度应缓慢。

③ 食指指间关节点按上身淋巴、下身淋巴、内耳迷路(图6)等反射区各10次,至局部有热胀感为宜。

④ 食指指间关节轻刮胃、肝、脾、肾上腺(图7)、肾反射区各20次。

⑤ 双手掌搓摩足背、足掌(图8),放松足部,缓慢结束。

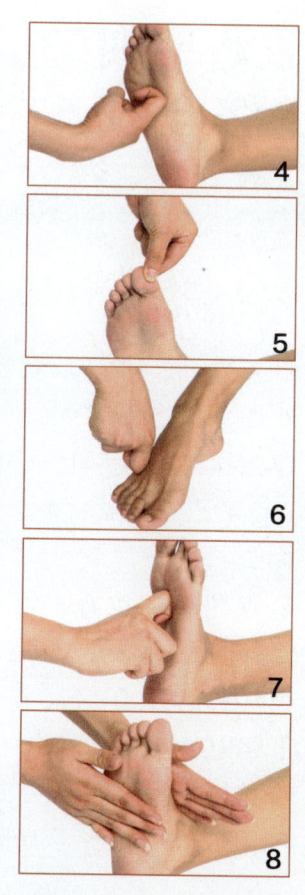

按摩时要多观察被按摩者的表情,据此调整按摩力度及时间。

更年期综合征

更年期是女性从生育期过渡到老年期的阶段，由于性腺功能衰退，会引起一系列以自主神经功能紊乱为主的症状。

🌸 手部按摩

❶ 点按合谷、神门、劳宫、外关、内关各1~2分钟。

❷ 点揉或揉捏手针穴位肝点、心点、肾点、脾点各1~2分钟。

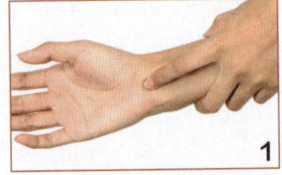

❸ 点按或推按肾上腺、肾、卵巢（图1）、子宫、腹腔神经丛、心、肝、脾、

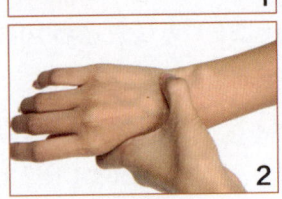

下身淋巴结反射区50~100次，以局部有热感为宜。

❹ 按揉全息穴位中心穴、肺穴、肝穴、胆穴、生殖穴（图2）、肾穴，以局部透热为宜。

🌸 足部按摩

❶ 拇指按揉肾反射区30次，以局部有轻微胀痛感

为宜。

❷ 推压肾上腺反射区（图3）30次，以局部有胀痛感为宜。

❸ 食指指间关节按压甲状腺、脑、垂体、腹腔神经丛（图4）反射区各30次，至局部有热胀感为宜。

❹ 食指指间关节按揉心、肝、脾、肾等反射区各30次。以感觉局部微热为宜。

❺ 大拇指按揉生殖腺反射区（图5）50次。

❻ 食指指间关节压刮或艾灸肾上腺、腹腔神经丛、肾（图6）、膀胱、尿道反射区反复3~5次。

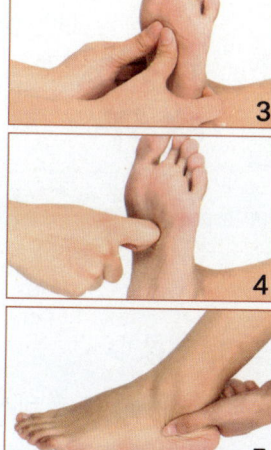

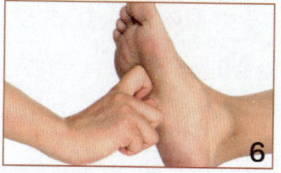

保健指南

更年期的女性要注意预防骨质疏松。首先适当增加钙的摄入，每日要达到1000毫克以上。每日1~2袋牛奶，每日1个鸡蛋是必要的。

自汗、盗汗

自汗、盗汗是由于阴阳失调、腠理不固,而致汗液外泄的一种病症。自汗主要属肺气虚不固或营卫不和;盗汗主要属阴虚火旺或心脾两亏的心液不藏。

❀ 足部按摩

❶ 食指指间关节刮肾上腺、腹腔神经丛、肾、输尿管、膀胱、尿道反射区3～6遍。

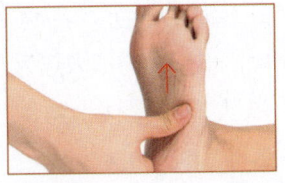

❷ 拇指压推肺、甲状旁腺、十二指肠、心、脾(如图)、盲肠(阑尾)、回盲瓣、升结肠、横结肠、降结肠、乙状结肠、生殖腺反射区各1分钟。

❸ 拇指端按揉肾、肺反射区各3～5分钟,逐渐用力,以透热为度。

❹ 双食指指间关节刮胃、胰、脾反射区各1分钟,拳刮小肠3分钟,手法力度以被按摩者能耐受为度。

❺ 食指尺侧缘刮生殖腺反射区1分钟。双手握空拳轻叩足背结束。

手疗足疗 增强体质

SHOU LIAO ZU LIAO ZENG QIANG TI ZHI

如果说点、线、面是数学家的好朋友，那么，手足穴位、按摩工具和按摩手法则是按摩者的亲密伙伴。当按摩者清晰地分辨手足穴位，正确地挑选多样的按摩工具，并娴熟地运用适宜的按摩技巧时，强身健体便不在话下！

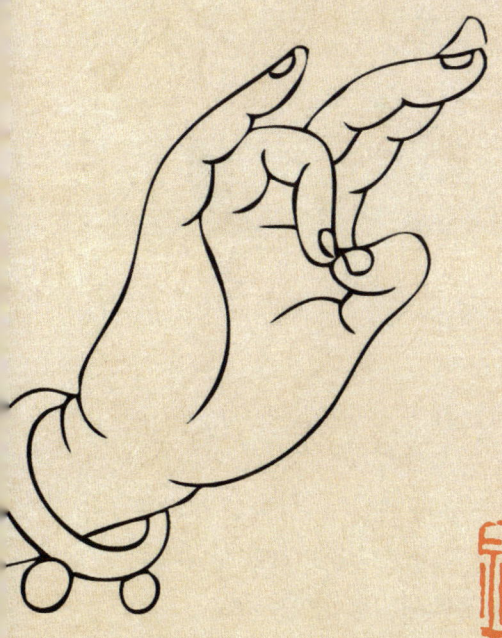

增强免疫力

免疫力是人体自身的防御能力，具有帮助人体识别和消灭外来的病毒、细菌，处理衰老、死亡的自身细胞及识别和处理体内异常细胞的作用。当人体免疫功能失调，就易招致细菌、病毒等感染。

❁ 手部按摩

❶ 以中等力度点按合谷、劳宫、神门、大鱼际（图1）、内关等穴位，每穴2～3分钟，至局部有轻痛感为宜。

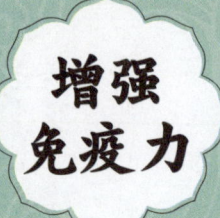

❷ 按揉或推按肾、膀胱、输尿管、腹腔神经丛、心、肝、肺、垂体、脾等反射区各20～30次，至局部有热胀感为宜。

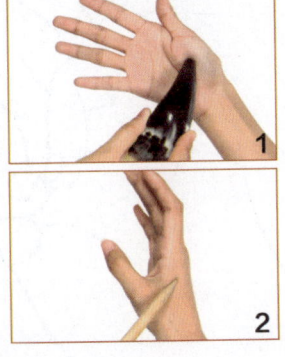

❸ 点按全息穴位头、肝、胆、心、肺、肾、脾、胃，头针穴位肺点（图2），力度以被按摩者的承受力为准，至局部有轻胀痛感为宜，缓慢放松。

🌼 足部按摩

❶ 食指指间关节推压甲状腺、额窦、腹腔神经丛（图3）、胃等反射区各10次，至局部有酸胀感最佳。

❷ 用食指指间关节按揉脑、垂体、肾、心反射区各20次，以能耐受为度。

❸ 食指、中指指间关节推压小脑及脑干（图4）、颈椎、眼、耳、颈项反射区各10次，推压速度以每分钟20~40次为宜。

❹ 单食指刮压生殖腺、子宫或前列腺、内耳迷路等反射区各10次。

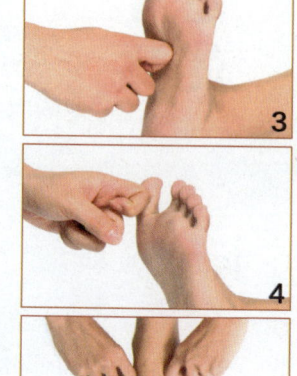

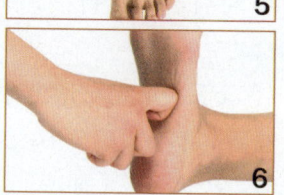

❺ 按揉上、下身淋巴系统（图5）反射区10次，此反射区比较敏感，以轻手法为主。

❻ 食指指间关节压刮胃、肝、脾（图6）、肾上腺、肾反射区各20次，或用电吹风吹热反射区。

❼ 最后按摩肾上腺、腹腔神经丛、肾、输尿管、膀胱、尿道反射区2分钟。

益智健脑

智商的高低对人的发展有着至关重要的作用，激活脑神经细胞、拓展脑神经网络、开发大脑潜能是开发智力的几个方面。

◎ 手部按摩

❶ 双手掌心相对，十指松散，然后以相对应的手指指腹相互触按，反复30次。

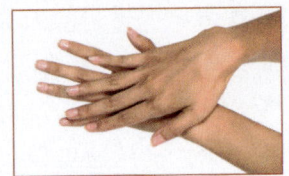

❷ 左右手相互捻指，每指捻动5次。

❸ 双手手掌相对用力摩擦，由慢至快，搓热为止；然后一手手掌贴着另一手手背相互用力摩擦，由慢至快，搓热为止（如图）。

❹ 以中等力度点按合谷、神门、大陵、内关、劳宫各穴，每穴点按2～3分钟，至局部有轻痛感为宜。

❺ 揉掐手针穴位心点、肾点、颈中点，每区1～2分钟，力度适中即可。

❻ 点按头、心肺、脾胃、肝胆、肾反射区，力度以被按摩者的承受力为准，至局部有轻胀痛感为宜。

提神醒脑

经常用脑的办公室人员，常会有倦怠、情感麻木、反应迟钝、发昏等情况，尤其是在夏季午后，困顿感更强。如果能掌握一些按摩方法，就可以使大脑变得清醒起来。

❀ 足部按摩

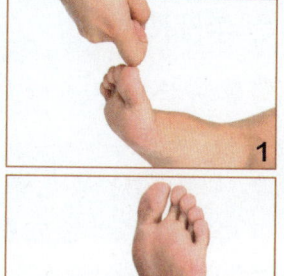

❶ 食指指间关节推压脑、额窦（图1）、腹腔神经丛等反射区各10次，至局部有酸胀感最佳。

❷ 食指指间关节按揉垂体、肾、心反射区各20次，以能耐受为度。

❸ 食指指间关节压刮胃、肝、脾、肾上腺、肾反射区各20次。

❹ 按揉上、下身淋巴系统反射区10次，此反射区比较敏感，应以轻手法为主。

❺ 最后用牙签束点按肾上腺、腹腔神经丛（图2）、肾、输尿管、膀胱、尿道反射区各2分钟。

神经衰弱

神经衰弱是指由于某些长期存在的精神因素引起脑功能活动过度紧张,从而产生精神活动能力减弱的症状。患神经衰弱的人,往往有着持续性的紧张或内心矛盾,当这些紧张和矛盾超过承受限度后,就会导致神经衰弱。

❂ 手部按摩

❶ 按揉神门、大陵、内关、合谷、劳宫穴各2~3分钟,以局部有轻痛感为宜。

❷ 用衣夹夹手针穴位心点、肾点、颈中(图1)各2~3分钟,至有微热感、轻微酸胀感为最佳。

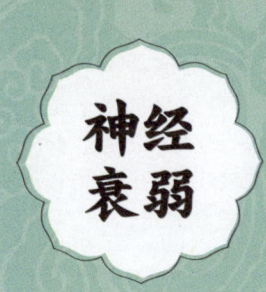

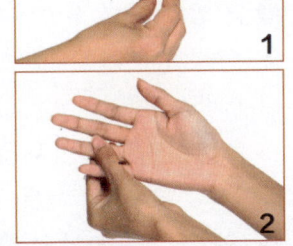

❸ 按揉或推按肾、腹腔神经丛、心、脾、胃、肝(图2)、大肠、小肠反射区各20~30次,推按速度为每分钟20~40次。

❹ 点按头、心肺、脾胃、肝胆、肾反射区各2~3分钟,按摩力度由轻到重,再由重到轻,最后缓慢结束。

足部按摩

❶ 用单食指指掌关节推压甲状腺、额窦、腹腔神经丛、胃反射区各10次,至局部有酸胀感为宜。

❷ 用衣夹夹脑(图3)、垂体、心反射区各20次,以患者能耐受为度。

❸ 用指间关节推压小脑及脑干(图4)、颈椎、眼、耳、颈项反射区各10次,推压速度以每分钟20~40次为宜。

❹ 单食指点按生殖腺、子宫或前列腺、内耳迷路(图5)反射区各10次,至局部有热胀感为宜。

❺ 食指指间关节压刮胃、肝、脾、肾上腺、肾反射区各20次。

❻ 按揉肾(图6)、上下身淋巴系统反射区10次。

❼ 最后按摩肾上腺、腹腔神经丛、肾、输尿管、膀胱、尿道反射区各2分钟。

养心安神

中医认为心对神志、意识、思维活动起主宰作用。精神、意识、思维虽是大脑对外界事物的反映，但以心为主宰；心主血脉，意思是心脏有节律地搏动，使血液在脉管中运行不息，周流全身，如环无端。

🌼 手部按摩

❶ 用拇指和食指用力按捏对侧中指指尖20次，左右交替。

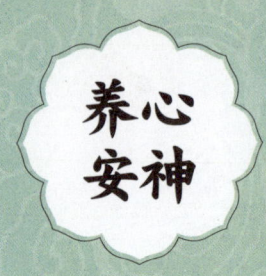

❷ 以中等力度点按合谷、神门、大陵（图1）、内关、劳宫，每穴点按2~3分钟，以局部有轻痛感为宜。

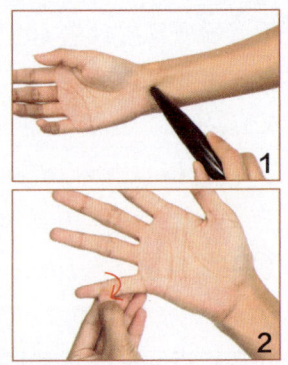

❸ 揉掐心点、肾点（图2）各处，每区1~2分钟，力度适中即可。

❹ 按揉或推按肾、膀胱、输尿管、腹腔神经丛、心、垂体、胃、肝、脾、小肠反射区各20~30次，至局部有热胀感为宜。

❁ 足部按摩

❶ 食指指间关节推压甲状腺、额窦、腹腔神经丛、胃反射区各10次,至局部有酸胀感为宜。

❷ 食指指间关节按揉或牛角按摩器点按脑、垂体、肾、心(图3)反射区各20次。

❸ 拇指推压小脑及脑干、颈椎(图4)、眼、耳、颈项部位各10次,推压速度以每分钟20~40次为宜。

❹ 食指刮压生殖腺、子宫或前列腺、内耳迷路反射区各10次,以局部有轻微的热胀感为最佳。

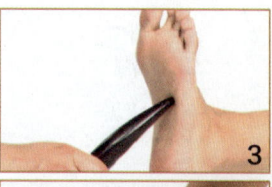

3

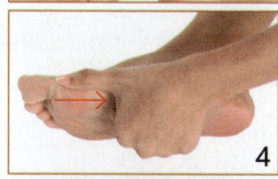

4

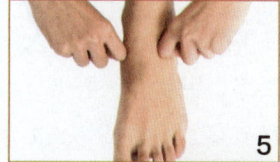

5

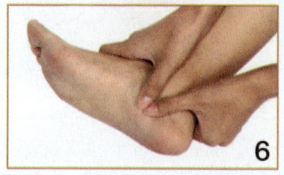

6

❺ 食指指间关节压刮胃、肝、脾、肾上腺、肾反射区各20次。

❻ 食指指间关节按揉上、下身淋巴系统反射区(图5)10次,此反射区比较敏感,以轻手法为主。

❼ 最后按摩肾上腺、腹腔神经丛、肾、输尿管、膀胱(图6)、尿道反射区各2分钟。

益肾生精

肾虚会出现腰膝酸软，男性阳痿早泄，头昏耳鸣，女子月经不调，不孕不育，儿童发育迟缓，智力低下的表现。按摩合适的穴位与反射区能提高人体功能，益肾生精，达到防治阳痿的效果。

❀ 足部按摩

❶ 用拇指指腹点按大脑、颈部、甲状腺反射区，动作有节奏，用力均匀，力度适中，每区各点按3分钟，以被按摩者能耐受为度。

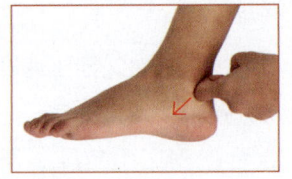

❷ 按揉肾脏反射区，手法宜轻柔缓慢，时间约3分钟左右。

❸ 用食指第1节指间关节点按生殖腺反射区（如图），动作均匀连贯，力度适中，连续点按5~10次，持续约3分钟。点按此区可以增精益髓、补肾壮阳。

❹ 食指指间关节依次压刮肾上腺、腹腔神经丛、肾、输尿管、膀胱、尿道反射区，反复3~5次。

舒缓压力

现代人，特别是生活在都市中的人们，身上的压力几乎超过了可以承受的范围。过大的压力会使人精神抑郁，需要通过一些小技巧来摆脱压力，重新打起精神。

❀ 手部按摩

❶ 按揉神门、大陵、内关、合谷、劳宫、三间（图1）等穴各2～3分钟，以局部有轻痛感为宜。

❷ 揉掐手针穴位心点、肾点、颈中，每穴各2～3分钟，以有微热、轻酸胀感最佳。

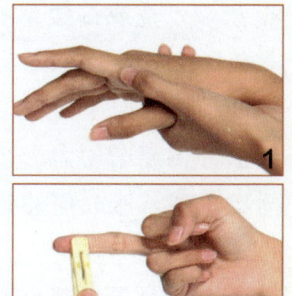

❸ 按揉或用夹子夹头（图2）、肾、腹腔神经丛、心、肝、小肠、脾、胃等反射区各20～30次，推按速度为每分钟20～40次。

❹ 点按全息穴位头、肾、心、肺、肝、胆、脾、胃等各2～3分钟，按摩力度由轻到重，再由重到轻。

增强胃动力

胃动力是指胃排空的能力,胃出现了问题就会影响人体的消化功能。胃动力减弱的患者大多是食物停留在胃中,积聚不消化,导致胃气停滞。长期胃动力不足会引起多种胃肠道疾病。

🏵 手部按摩

❶ 指端点按或按揉,或用艾灸胃反射区(图1)3~5分钟,按摩时手法应由轻到重,再逐渐用力,至局部出现酸、胀、痛的感觉为最佳。

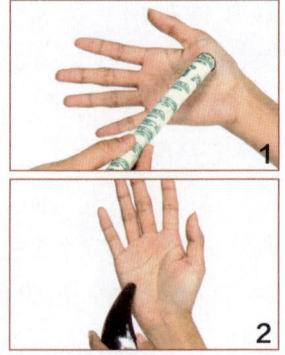

❷ 拇指按揉肝、脾反射区3~5分钟,至局部有酸痛感为宜。手法要均匀、柔和、有渗透力。

❸ 拇指指端或按摩棒点按大肠反射区(图2),手法稍重,持续3~5分钟,力度适中,避免损伤皮肤。

❹ 点按内关、合谷、商阳穴各1分钟,逐渐用力,以局部有酸胀感为宜。

增强心功能

人体活动需要氧气，而心脏则负责把携带氧气的血液输送到各个器官及部位，所以心功能的强弱会影响整个人体的功能活动。

🏵 手部按摩

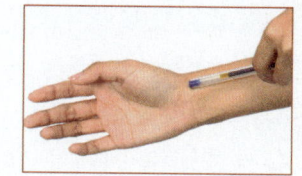

❶ 用力点按神门、大陵、劳宫穴各2分钟，以局部有轻痛感为宜。

❷ 揉掐心点、三焦点各2分钟，以可以耐受为度。

❸ 在肺点处按揉约1分钟，以局部有热胀感最佳。

❹ 按揉或推按肾脏、输尿管、膀胱、肺、胸部淋巴结、胸腔呼吸器官、胸椎等反射区各100~200次。若是自己按摩，不要选穴过多。坚持一天一次即可。

❺ 食指指尖或圆珠笔端点按摩大陵、太渊（如图）、少冲、中冲等穴位，均有较好的效果。按摩力度以可耐受为度，手法要连贯，用力要均匀，以局部有酸胀感为宜，缓慢结束按摩。

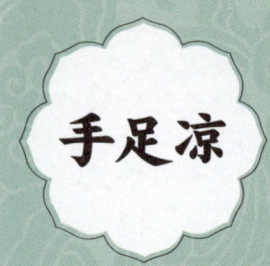

手足凉

手足凉是由于手脚等部位血流不畅，末梢神经的排泄物不能充分排出而引起的。当外界气温过冷时，人体为了保持体内温度的恒定，所以就会出现手脚冰凉的现象。

❁ 足部按摩

❶ 依次点按腹腔神经丛、肾、肾上腺、输尿管、膀胱反射区，反复按摩10次。

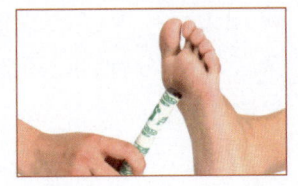

❷ 推按肺和气管、甲状腺反射区各20次。

❸ 点按大脑、垂体、脾、胃、胸部淋巴、上下身淋巴系统反射区各10~20次。

❹ 点按或用艾条灸肾、心、肩、肘、膝、肾上腺（如图）反射区各10~20次，按摩力度以局部有酸痛感为宜。

❺ 点按或压刮肾、肾上腺、输尿管、膀胱、尿道反射区，反复操作10次，点按力度要以局部有胀痛感但不损伤局部皮肤为宜。

手疗足疗美容美体

SHOU LIAO ZU LIAO MEI RONG MEI TI

爱美之心，人皆有之。在众多美容美体的妙法中，手足按摩也功不可没。手足按摩的优势就在于不需要任何医疗器具和药物，稍加学习且持之以恒地施治，就能达到美容美体的效果，是既简单又经济实用的方法。

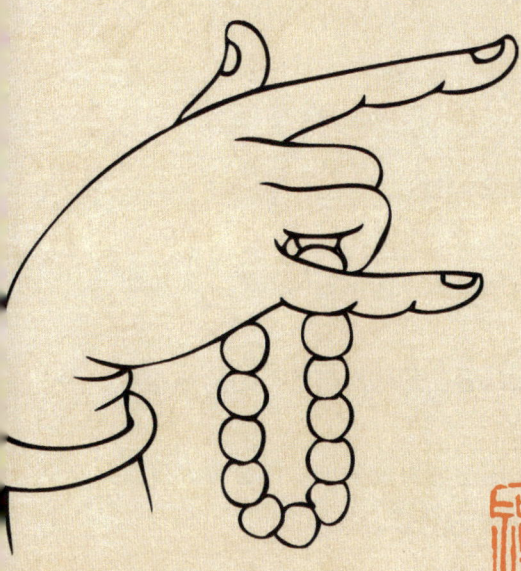

美白嫩肤

皮肤的美容按摩可以促进面部皮肤的血液循环,并促进肌肤通过毛细血管网和淋巴组织来吸收营养成分,及时排除废物,去除老化角质,达到延缓衰老的目的。

❀ 手部按摩

❶ 放松手部,拇指轻轻按揉头部反射区2~3分钟,再稍用力点按此反射区,至局部有酸痛感为宜。按 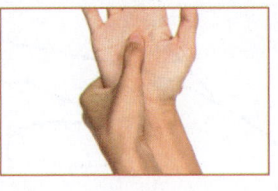 摩的手法要柔和渗透,逐渐加力。

❷ 拇指指腹从指尖向指根方向推头反射区,至局部产生热胀感为宜。

❸ 拇指按揉肾、输尿管、膀胱反射区2~3分钟,每分钟50~80次。

❹ 点按脾、肾(如图)、胃反射区2~3分钟,手法要由轻到重,再由重到轻,逐渐渗透。

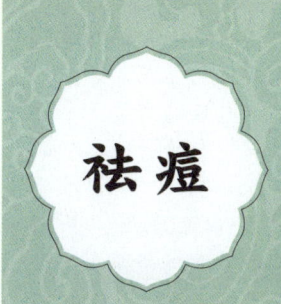

祛痘

青春痘又叫痤疮、粉刺、毛囊炎，多发于皮脂腺分泌密集的头、颈、背、臀等处，因皮脂腺分布旺盛，排泄口阻塞、发炎所引发的一种病症。由于这种症状常见于青年男女，所以才称它为青春痘。

❀ 足部按摩

❶ 泡脚至全足放松后操作，按摩肾、输尿管、膀胱反射区，以局部有热胀感为宜。

❷ 用工具点按垂体反射区30～50次，以局部有酸胀感为宜（图1）。

❸ 拇指由外向内推肝、脾反射区10～20次，拇指由下至上推肾反射区10～20次，以局部有热胀感为宜。

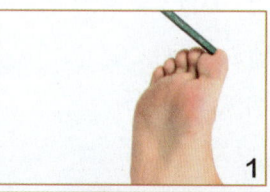

❹ 按摩肾上腺、肾（图2）、输尿管、膀胱反射区，反复3～5次，以局部有热胀感为宜。

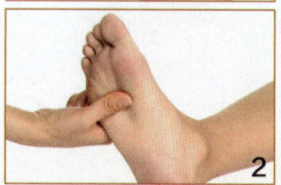

祛斑

雀斑是常见于脸部的黄褐色或褐色的小色素沉着斑点，病变的发展与日晒有关，尤以夏季重。到夏季的时候，日晒皮损加重，冬季减轻。皮损为淡黄色、黄褐色斑点，呈圆形、卵圆形或不规则形，主要集中在脸部，尤其是双眼到两颧骨凸出的部位。

手部按摩

❶ 用拇指指端按压手针穴位肝点（图1）、大肠点、小肠点、胃肠点。

❷ 用拇指指腹点按合谷穴（图2）、后溪穴、阳池穴（图3）。

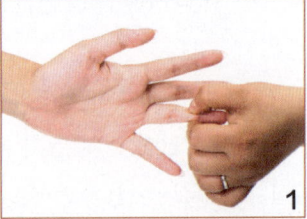

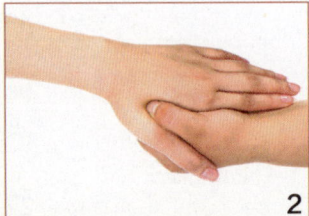

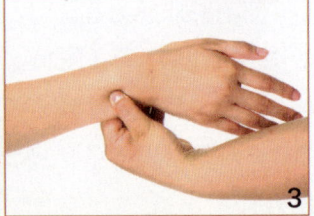

足部按摩

❶ 用拇指指腹推压肺反射区10次（图4）。

❷ 食指指间关节推压胰（图5）、甲状腺（图6）、脾、肾、肾上腺（图7）、垂体、生殖腺反射区（足底）各50次。

❸ 食指刮压生殖腺反射区、子宫反射区各50次。

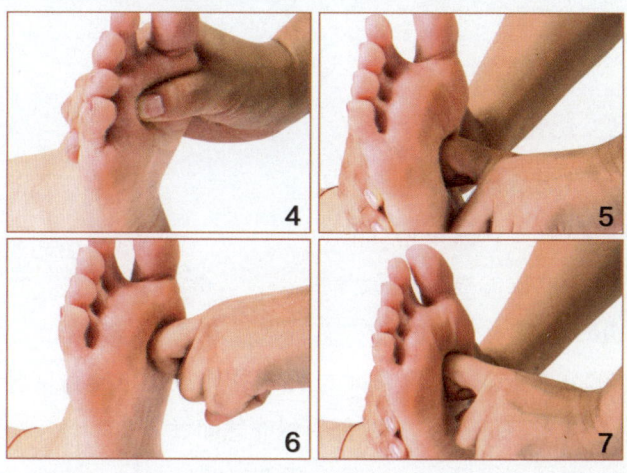

保健指南

如果是因为代谢障碍、肝和生殖系统疾病而引起的皮肤褐斑，应请医生诊断。

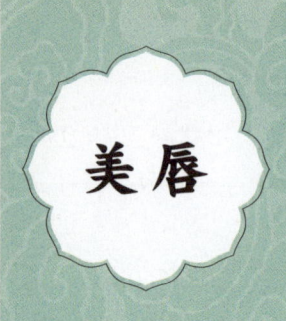

美唇

嘴唇总是发干脱皮,有时还开裂出血,喉咙也常常"上火",老是觉得口渴,但是水没少喝,却还是嘴唇发干……这是阴虚火旺导致的,先是发干,然后起皮,最后龟裂,严重的还会导致嘴唇周围出现细小的皱纹。

❀ 足部按摩

❶ 以单食指扣拳法推压甲状腺、胃、胰反射区各30次,推压的速度是每分钟30~60次。

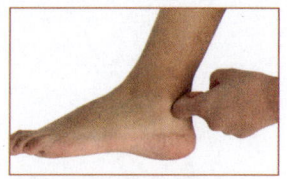

❷ 单食指刮压或用细木棍儿状物体点按生殖腺反射区50次(如图),至局部有轻痛感即可。

❸ 拇指压推肝、脾、肾、肾上腺等反射区各50次,以局部有微热感为宜。

保健指南

平时多吃水果、蔬菜;选择含有维生素E的唇膏,维生素E是使唇部柔嫩、不易脱皮的重要物质。

防皱

皱纹是皮肤在外界环境的影响下,形成游离的自由基,破坏了正常细胞膜组织内的胶原蛋白、活性物质、氧化细胞而形成的。25岁以后,皮肤的老化过程开始,皱纹渐渐出现。随着年龄的增长,皮肤将会在重力的作用下发生滑坠,形成更深的皱纹。

❀ 足部按摩

❶ 放松全足,按摩肾、输尿管、膀胱、尿道反射区,以局部有酸胀感为宜。

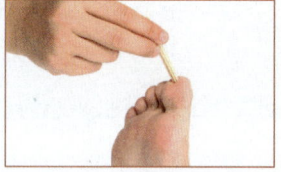

❷ 用拇指或牙签束点按大脑、垂体(如图)、肾上腺反射区30~50次,以局部有微胀感为度。

❸ 拇指压推肾、肝、脾反射区20~30次,以局部有轻微胀痛感为宜。

❹ 最后按摩肾上腺、腹腔神经丛、肾、输尿管、尿道反射区,反复3~5次,再次放松全足结束。使按摩后机体产生的代谢废物及时排出体外。

消除法令纹

法令纹是鼻唇沟在脸上的痕迹。鼻唇沟位于双侧面颊与上唇交界处,自鼻翼外缘斜向外下方。鼻唇沟是将面颊部及颌分开的体表标志,也就是人们常提的"面部危险三角"的两条边。鼻唇沟在人的一生中经历了由浅变深、由窄变宽、由短变长的过程。

◎ 足部按摩

❶ 用食指指间关节推压肾上腺、甲状腺反射区各2分钟,至局部有胀痛感为宜。

❷ 拇指按压脑、肝脏、脾、胃(图1)、鼻(图2)反射区,各3～5分钟,能促进激素分泌,使肌肤润滑并增强弹性,对改善鼻唇沟很有益处。

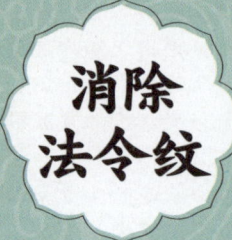

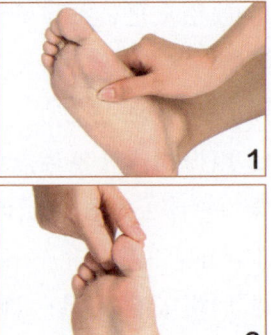

❸ 依次推按肾上腺、腹腔神经丛、肾、输尿管、膀胱、尿道反射区,反复2分钟。

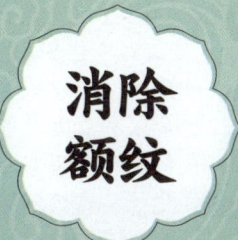

消除额纹

额部皮肤皱纹呈横向走行，属于动力性皱纹，为额部表情肌牵拉的结果。随着年龄的增长，皮肤组织易失去水分，使表皮层内含水量降低，皮下组织纤维素因失去养分而遭到破坏，皮下脂肪减少，皮下组织萎缩，皮肤失去弹性，逐渐变薄。

手部按摩

❶ 棒针点按头部（大脑）反射区（如图）3~6分钟，至局部有酸痛感为度，手法要均匀渗透，逐渐加大力度，切记不可用力过度。

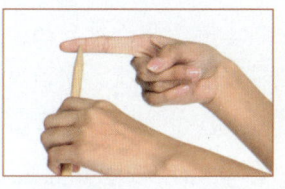

❷ 用拇指指腹从指尖向指根方向推按头部反射区，至局部有热胀感为宜。

❸ 用拇指按揉头部反射区3~5分钟，按摩速度为每分钟50~100次。点按脾、肾、胃反射区3~5分钟，手法由重到轻，再由轻到重，最后缓慢结束按摩。

乌发固发

白发、脱发是中青年人常见的头发病变。主要分先天性和后天性两类。后天性有许多是伴随某种疾病发生的，有些则是由于精神过度紧张和营养不良所致。青少年白发的原因目前认为与遗传、精神、内分泌失调和营养缺乏等因素有关。

❁ 足部按摩

❶ 食指指间关节依次压刮肾上腺、腹腔神经丛、肾、输尿管、膀胱、尿道反射区3～5次。

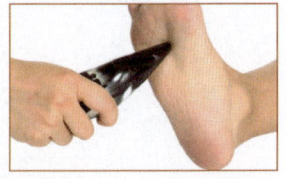

❷ 食指或按摩棒点按肾（如图）、脑、垂体、生殖腺反射区各3～5分钟。

❸ 对因为工作或其他方面原因导致压力过大等而引起的白发增多，可以经常用食指指间关节推压肾、腹腔神经丛反射区，手法宜均匀渗透。

❹ 对于脱发的患者，在运用食指指间关节推压肾、腹腔神经丛反射区的同时，应加上按揉甲状腺、胃、十二指肠、子宫或前列腺反射区，以可耐受为度。

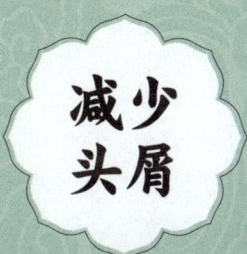

减少头屑

头屑是由于头部皮脂腺功能失调所引起的,它是一种白色鳞屑,常伴有瘙痒。头屑是脂溢性皮炎的轻度表现,由头皮上的一种真菌引起,这种真菌的过度繁殖会导致瘙痒和头屑的出现。

❁ 手部按摩

❶ 按揉神门、中冲、关冲、阳池(如图)、内关、合谷等穴各2~3分钟,以局部有轻痛感为宜。

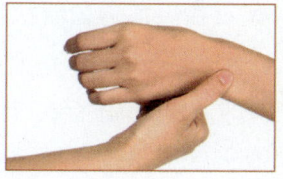

❷ 揉掐心点、肾点、命门点各2~3分钟,以有微热、轻度酸胀感为宜。

❸ 按揉或推按肾、腹腔神经丛、心、脾、胃、肝、大肠、小肠等反射区各20~30次,推按速度为每分钟20~40次。

❹ 点按头、心肺、脾胃、肝胆、肾等反射区各2~3分钟,按摩力度以由轻到重,再由重到轻,缓慢结束为宜。

丰胸

女性的乳房主要由乳腺、脂肪和结缔组织构成。乳房的轮廓基础为脂肪和结缔组织，乳腺组织比例很小。脂肪组织呈囊状包于乳腺周围，脂肪的多少是决定乳房大小的关键因素。

❀ 手部按摩

❶ 可在手部均匀涂抹按摩介质，如按摩膏、精油、蛋清等，对全掌进行放松。

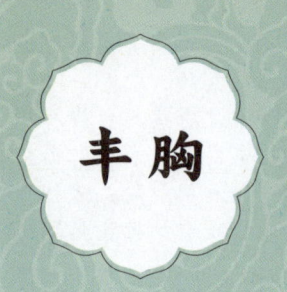

❷ 一手拇指按揉另一手胸点3~5分钟，至局部有酸痛感为宜。但要注意手法要柔和渗透、逐渐加力，以感觉微微胀痛为宜（图1）。

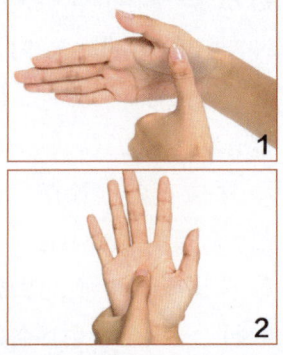

❸ 拇指指腹从指间向指根推胸点反射区，至局部产生热感为度。

❹ 点按脾、肾（图2）反射区，排除代谢废物，逐渐结束按摩。

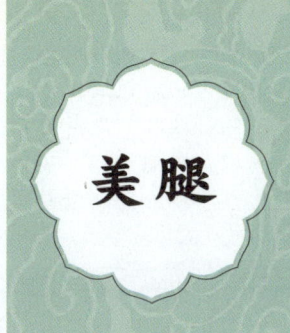

美腿

人的身体上有一些穴位，通过按摩这些穴位可以防止小腿水肿，达到瘦身美腿的效果。体重合适而腿部脂肪较多的女性，可以尝试用按摩的方法来加强身体新陈代谢、促进淋巴循环、去除多余脂肪，达到瘦腿美腿的功效。

❀ 手部按摩

❶ 在双手均匀涂满按摩介质，对全掌进行放松。

❷ 拇指按揉左下肢、右下肢反射区3~5分钟，再稍用力点按此反射区，至局部有酸痛感为宜。按摩的手法要柔和渗透，逐渐加力。

❸ 拇指指腹从指尖向指根方向推腓肠点反射区（如图），至局部产生热胀感为最佳。再用拇指按揉2~3分钟，每分钟50~80次。

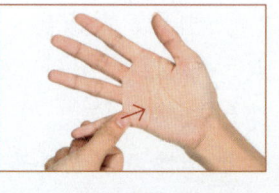

❹ 点按胃、脾、大肠、肾反射区各2~3分钟，手法要由轻到重，逐渐渗透。也可用塑料制的发卡，夹住胃、脾、大肠反射区，以达到刺激的效果。

肥胖

肥胖症是因过量的脂肪储存，使体重超过正常值20%以上的营养过剩性疾病。肥胖可引发各种疾病，如高血脂、高血压、冠心病、脑血栓、糖尿病等。

❀ 手部按摩

❶ 按揉弹拨合谷、太渊、内关、外关（图1）、神门、阳池各穴，每穴2~3分钟。

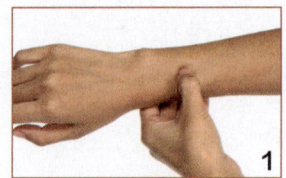

❷ 按揉手针穴位肺点、脾点、肾点、三焦点（图2）、肝点、大肠点、小肠点，每点2~3分钟，以局部有热胀感为宜。

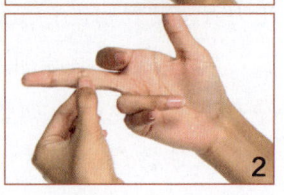

❸ 选择性点按或推按肾、输尿管、膀胱、肺、垂体、脾、胃、十二指肠、小肠、上下身淋巴系统等反射区，点按或推按200~300次，以被按摩者的耐受力为度，推按速度为每分钟30~60次，至局部有明显的酸胀感最佳。

❹ 按揉心肺、脾胃、肝胆、肾反射区各2～3分钟，缓慢放松。

足部按摩

❶ 握足扣指法按揉脑垂体反射区30～50次，以局部有酸胀感为宜。

❷ 中等力度单食指扣指法按揉肾上腺、心、肝、胆、脾（图3）、肾、膀胱反射区各20～30次，以可以耐受为度，至局部有热胀感为宜。

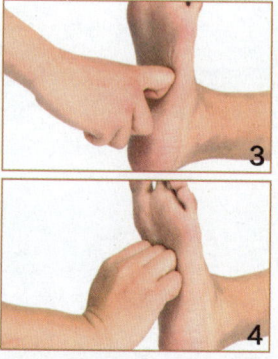

❸ 用指间关节推压甲状腺、胃、腹腔神经丛、大肠、小肠（图4）、输尿管、直肠等各10～20次，按摩手法要连贯，推压的速度一般以每分钟30～60次为宜。

❹ 按摩肾上腺、腹腔神经丛、肾、输尿管、膀胱、尿道反射区各2分钟。

保健指南

目前的减肥药主要有3类：食欲抑制剂，加速新陈代谢减少吸收剂，帮助消耗脂肪与热量的药剂。这些药物长期服用害处极大，所以选择减肥方式一定要慎重。

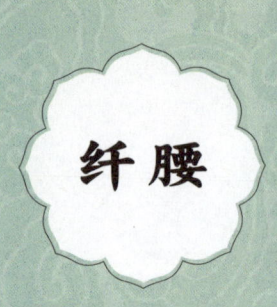

纤腰

现代研究认为，腰部的脂肪过多，患心脏类疾病和糖尿病的可能性都会增大，因此纤腰就不仅是美的问题了，而是一个严峻的健康问题。想要拥有完美的腰线弧度，首先要拥有一个健康、平坦的胃部，从这方面着手进行改善。

🌸 足部按摩

❶ 可先泡脚，放松全足，按摩肾、输尿管、膀胱、尿道反射区，以局部有热胀感为宜。

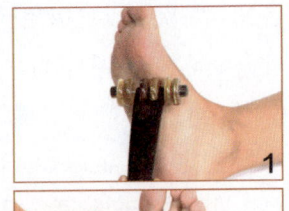

❷ 拇指指间关节点按脑、垂体、性腺反射区30～40次，以局部有酸胀感为宜。也可以患者能耐受为度。

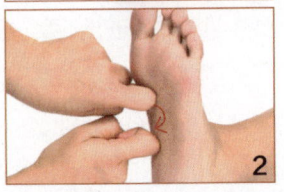

❸ 按摩器压推脾、胃、胰（图1）反射区10～20次，以局部有热胀感为宜。

❹ 食指指间关节压刮肾上腺、腹腔神经丛（图2）、肾、输尿管、尿道反射区，反复3～5次。

手疗足疗 呵护女性健康

SHOU LIAO ZU LIAO HE HU NV XING JIAN KANG

应用手足按摩调治妇科疾病，需要大胆、心细、沉着、多变化。有句老话叫做「纲举目张」，抓住这个纲，就抓住了手足按摩法的根本，就会在治疗疾病上出现质的飞跃。

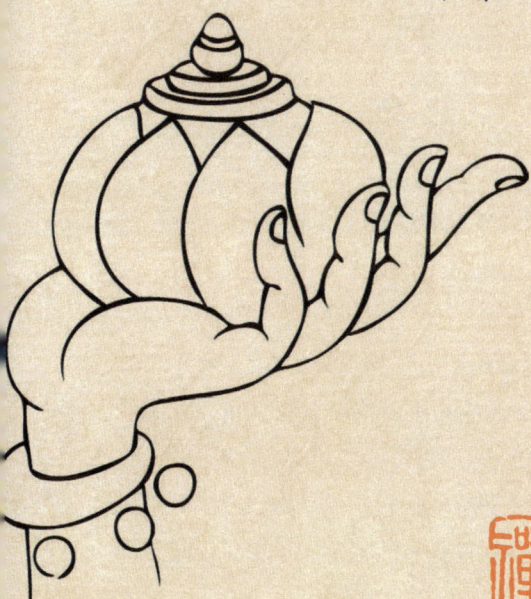

月经不调

月经不调是指各种原因引起的月经周期、量、色、质发生异常,并在经期伴有其他不适症状的多种疾病的总称,包括月经提前、延后和无规律,月经经量过多、过少,月经淋漓、月经色质改变等。

❀ 手部按摩

❶ 按揉合谷、内关、神门、后溪穴、阳谷(图1)各20次。

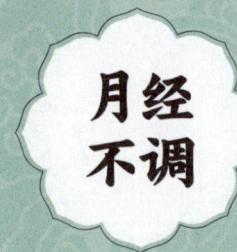

❷ 点按或推按肾、肾上腺、肝、脾、输尿管、膀胱、子宫、卵巢(图2)反射区各20次。

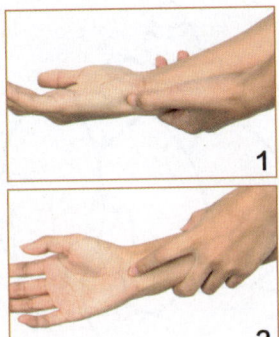

❸ 按揉手针穴位命门点、会阴点、肝点、肾点各50次;掐按全息穴位生殖器、肾、肝、胆各50次。

❹ 痛经者在月经来潮前1周起按摩,每天2次,经期则改为每天1次。1个月为1个疗程,至少应连续按摩3个疗程。

足部按摩

❶ 食指指间关节压刮肾上腺、腹腔神经丛、肾、输尿管、膀胱等反射区，反复操作5次。

❷ 食指指间关节按揉垂体、肾、心、肝、胰、性腺反射区各10次，以局部产生酸胀感为宜。

❸ 拇指推压甲状腺、甲状旁腺、小脑及脑干反射区各10次，以局部酸胀感为宜。

❹ 食指外侧缘刮压腰椎、骶椎、生殖腺、尿道及阴道反射区各50次，至局部有酸麻胀感为宜。

❺ 拇指推压或艾灸下腹部、生殖腺（图3）反射区各20次。

❻ 按揉上身淋巴系统、下身淋巴系统、腹股沟（图4）反射区各10次。

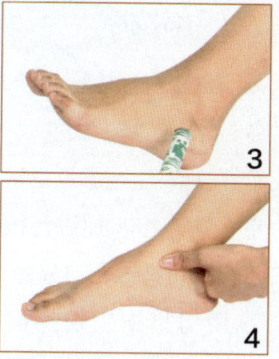

保健指南

缓解月经不调的办法有：注意卫生，预防感染，注意外生殖器的卫生清洁，月经期不能过性生活。

痛经

痛经指经期前后或行经期间，出现下腹部痉挛性疼痛。痛经分原发性和继发性两种。经过详细的妇科临床检查未能发现盆腔器官有明显异常者称原发性痛经。继发性痛经则指生殖器官有明显病变者，如子宫内膜异位症、盆腔炎症和肿瘤等。

❀ 手部按摩

❶ 用按摩工具推按大鱼际各2分钟（图1）。

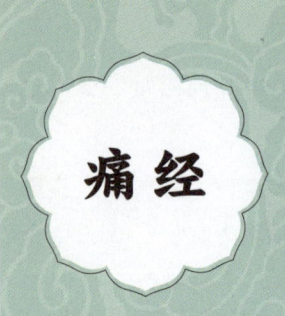

❷ 在肾、生殖腺反射区，以重手法点按、揉进行按摩，每个部位持续1~3分钟。

❸ 用拇指指尖端揉掐手针穴位心点、肾点、颈中或用夹子夹颈中（图2），逐渐用力，每处持续1分钟。

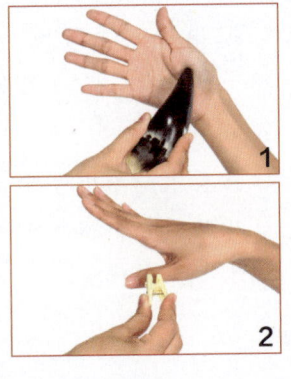

❹ 按揉神门、大陵、内关、合谷、劳宫等各2~3分钟，以局部有轻痛感为宜。

❺ 点按全息穴位头、心、肺、脾、胃、肝、胆、肾

等反射区各2~3分钟，按摩力度由轻到重，再由重到轻，缓慢结束。

❀ 足部按摩

❶ 食指指间关节压刮肾上腺（图3）、腹腔神经丛、肾、输尿管、膀胱等反射区，反复操作3~5次。

❷ 食指指间关节压刮脑、垂体、肾、心反射区各30次，以能耐受为度。

❸ 用双手拇指压推或者用电吹风吹生殖腺反射区（图4）50次，以局部有热胀感为宜。

❹ 拇指压推下腹部、尿道及阴道、子宫（图5）反射区各20~30次。

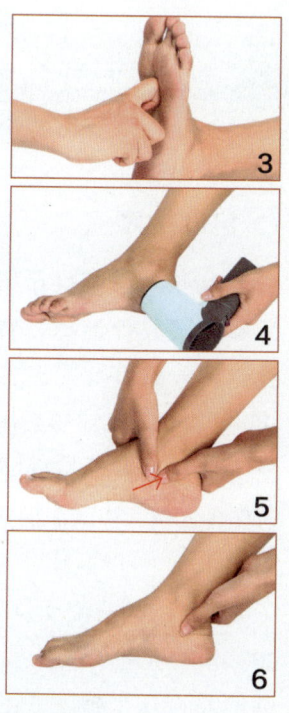

❺ 拇指指端点腹股沟管、上身淋巴结、下身淋巴系统反射区20次。

❻ 最后按摩肾上腺、腹腔神经丛、肾、输尿管（图6）、膀胱、尿道反射区各2分钟。

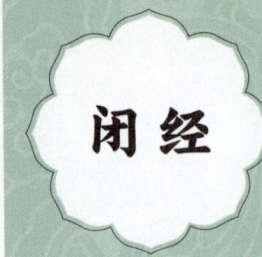

闭经

满18周岁月经尚未来潮,或已行经而又中断3个周期以上者即为"闭经"。至于青春期前、妊娠期、哺乳期及绝经期的闭经属生理现象,不作病论。

❀ 足部按摩

❶ 食指指间关节推压甲状旁腺、腹腔神经丛、肾上腺、脾、胃等反射区各10次,至局部有酸胀感最佳。

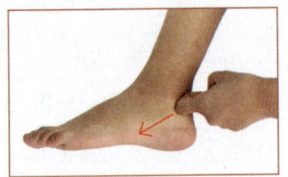

❷ 食指指间关节按揉脑、垂体、肾、心、肝、胆反射区各20次,以酸胀感为宜。

❸ 食指、中指推压小脑及脑干、十二指肠、盲肠(阑尾)、回盲瓣反射区各10次,推压速度以每分钟20~40次为宜。

❹ 食指刮压生殖腺、子宫或前列腺、内耳迷路等反射区各10次(如图),至局部有热胀感为宜。

❺ 食指尺侧缘刮下腹部、生殖腺反射区各2分钟。

❻ 拇指压推上、下身淋巴系统、腹股沟10次。

经前乳房胀痛

经前乳房胀痛是指女性在月经来潮前有乳房胀满疼痛、发硬、有肿块、压痛的现象。重者乳房受稍微震动或碰撞就会胀痛难受。这是妇科病的一个早期且重要的信号。

🌸 足部按摩

❶ 食指压刮肾上腺、腹腔神经丛、肾、输尿管、膀胱反射区,反复操作3~5次。

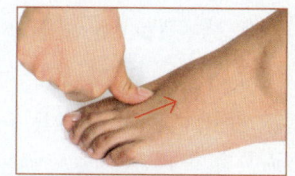

❷ 食指指间关节推压肝、胆、生殖腺反射区各30~50次,以局部热胀感为宜。

❸ 捏按大脑、垂体、小脑及脑干反射区各20~40次。

❹ 食指尺侧缘刮胸椎、腰椎、尿道及阴道、前列腺或子宫反射区30~50次。

❺ 拇指压推胸部淋巴结、胸(乳房)反射区(如图)各20次。

❻ 食指指间关节点压上、下身淋巴系统反射区5~10次,缓慢放松,以局部有胀痛感为宜。

逆经

逆经大多是由子宫内膜异位症引起的，病因可能和各脏器上皮分化异常相关。血液病也是引起逆经的因素之一，逆经常伴有全身不适、精神不畅、烦躁不安、下腹部胀痛等。

足部按摩

❶ 食指压刮肾上腺、腹腔神经丛、肾、输尿管、膀胱反射区2～3次。

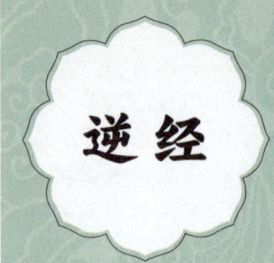

❷ 食指指间关节推压肝、脾、十二指肠、胃、胰反射区各30～50次，以局部有热胀感为宜。

❸ 捏按大脑、脑垂体、鼻、性腺反射区各20～40次。

❹ 拇指压推尿道及阴道、子宫反射区各20次，力度以局部有轻痛感为宜。

❺ 食指尺侧缘刮下腹部、生殖腺反射区30～50次，以局部有胀感为宜。

❻ 用食指压刮肾上腺、腹腔神经丛、肾、输尿管、膀胱反射区（如图），反复压刮3～5次，以感觉微微发热为宜。

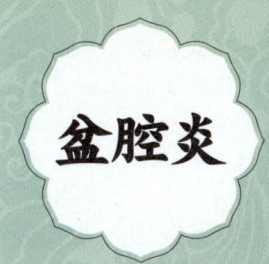

盆腔炎

盆腔炎是指内生殖器的炎症（包括子宫、输卵管及卵巢炎）、盆腔结缔组织炎及盆腔腹膜炎。引起急性盆腔炎的主要病因是产后或流产感染、经期卫生不良等。

◎ 足部按摩

❶ 食指压刮肾上腺、腹腔神经丛、肾、输尿管、膀胱反射区3~5次。

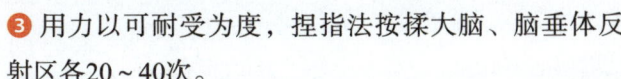

❷ 食指指间关节推压肝、脾、性腺、甲状腺反射区各30~50次。

❸ 用力以可耐受为度，捏指法按揉大脑、脑垂体反射区各20~40次。

❹ 以拇指压推内髋关节、腰椎、骶椎、尿道及阴道、子宫反射区（如图）各20次。

❺ 用食指尺侧缘刮压下腹部、外髋关节、生殖腺反射区各30~50次。

❻ 拇指压推胸部淋巴系统、腹股沟反射区各20次。食指指间关节点上、下身淋巴系统反射区5~10次，缓慢放松，以局部有胀痛感为宜。

白带增多

白带是指女性阴道流出的一种黏稠液体。女性在发育成熟期，或经期前后，或妊娠初期，白带会相应增多，不属病态。如白带明显增多，且色、质、味异常，或伴有全身、局部症状，即为白带增多症。

❀ 手部按摩

❶ 按揉合谷、内关、阳谷（图1）、后溪、神门穴各30～50次。

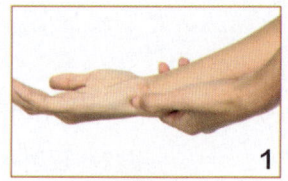

❷ 拇指指腹推按肾、肾上腺（图2）、输尿管、膀胱反射区各100次。

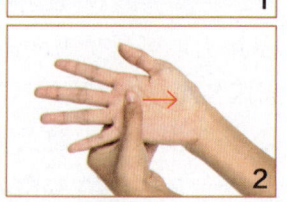

❸ 点按子宫、阴道、卵巢、腹腔神经丛、下身淋巴系统各100次，肺、肝、脾反射区各50次。

❹ 点揉手针穴位命门点、会阴点、肝点、肾点各100次，心悸点、心点、脊柱点各50次。

❺ 掐按全息穴位生殖器、肾、肝、胆各50次。

❻ 每天按摩1次，10次为1个疗程。连续治疗2个疗程

后，如症状好转，可减少操作次数至原来的一半。

足部按摩

❶ 食指指间关节压刮肾上腺、腹腔神经丛（图3）、肾、输尿管、膀胱、尿道反射区各3~5次。

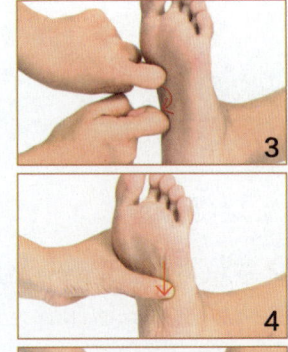

❷ 食指指间关节点按脑垂体、肝、心、脾、胃、胰、十二指肠反射区各1分钟，其中胃反射区用双手食指操作。

❸ 拇指压推升结肠、横结肠、降结肠（图4）、乙状结肠、肛门、性腺反射区各1分钟。其中小肠用拳头刮或拳面叩击。

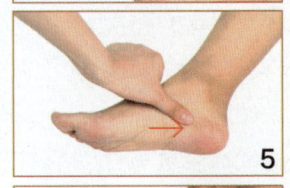

❹ 拇指尺侧缘压刮腰椎、骶椎（图5）、直肠及肛门、尿道及阴道、子宫反射区，反复操作3~5次。

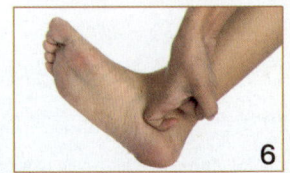

❺ 拇指指腹推下腹部、生殖腺反射区各2分钟。

❻ 食指指间关节压刮肾上腺、腹腔神经丛、肾、输尿管、膀胱（图6）、尿道反射区，反复操作3~5次。

崩漏

崩出血量大，漏出血量少，以青春期或更年期、产后多见，表现为两种形式：一是规律性出血，经期延长、量多；二是不规律出血，量多或淋漓出血，时间长短不一。

足部按摩

❶ 食指压刮肾上腺、腹腔神经丛、肾、输尿管、膀胱反射区3～5次。

❷ 食指指间关节推压肝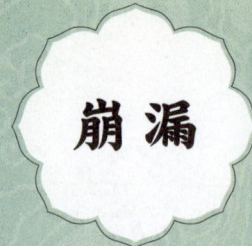
（如图）、胆、脾、生殖腺反射区各30～50次，至局部有热胀感为宜。

❸ 捏按大脑、脑垂体反射区各20～40次。

❹ 用拇指压推腰椎、尿道及阴道、子宫反射区，各20次，力度以局部有轻痛感为宜。

❺ 以食指尺侧缘刮下腹部、生殖腺反射区各30～50次，力度以局部有轻痛感为宜。

❻ 拇指压推胸部淋巴结、腹股沟管反射区20次；食指指间关节点上、下身淋巴结反射区5～10次，以局部有胀痛感为宜。

子宫肌瘤

子宫肌瘤是女性生殖器官中最常见的良性肿瘤。子宫肌瘤的发生率很高,在30岁以上的女性中约为20%,以40~50岁发生率最高,为51.2%~60.9%。

❀ 足部按摩

❶ 食指指间关节刮压大脑、小脑及脑干、甲状旁腺、心、生殖腺反射区各3~5次。

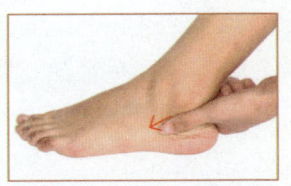

❷ 食指尺侧缘刮法按摩腰椎、骶椎、尿道及阴道、子宫反射区各20~30次,逐渐用力。

❸ 用食指指间关节按揉肝、胆、脾、肾等反射区各30次,以局部有胀热痛感为宜。

❹ 用拇指推压下腹部、生殖腺(如图)反射区各50次,逐渐用力,至局部有胀痛感为度。

❺ 拇指指端点腹股沟、上身淋巴系统、下身淋巴系统、胸部淋巴系统反射区各20次。

❻ 最后依次推按肾上腺、腹腔神经丛、肾、输尿管、膀胱、尿道反射区,反复按摩2分钟。

子宫脱垂

分娩造成宫颈主韧带与子宫骶韧带的损伤及分娩后支持组织未能恢复正常为子宫脱垂的主要原因。另外,产褥期产妇长时间仰卧、产后经常蹲式劳动都会诱发子宫脱垂。

❁ 足部按摩

❶ 食指指间关节压刮肾上腺、腹腔神经丛、肾、输尿管、膀胱、尿道反射区,反复5次。

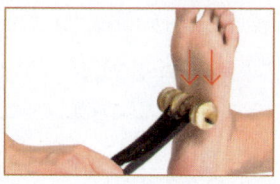

❷ 中指指间关节按揉脑、垂体、小脑及脑干20~30次,以局部有胀痛感为佳。

❸ 拇指推压十二指肠、盲肠(阑尾)、回盲瓣、升结肠、横结肠、降结肠、乙状结肠、小肠、生殖腺反射区,反复操作4~6次。

❹ 以按摩器刮压胰、小肠、脾(如图)反射区各50次。

❺ 拇指推腰椎、骶椎、尿道及阴道、子宫反射区各50次。

❻ 食指尺侧缘刮下腹部、生殖腺反射区各50次,逐渐用力,以局部有酸痛感为宜。

不孕症

不孕是指夫妇同居两年以上，配偶生殖功能正常，未避孕而育龄女性不受孕的情况，或曾有孕育史，又连续两年以上未再受孕者。

足部按摩

❶ 食指压刮肾上腺、腹腔神经丛、肾、输尿管、膀胱反射区各3～5次。

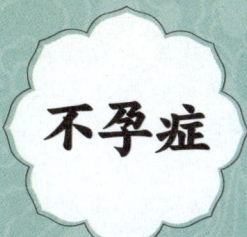

❷ 食指指间关节推压肝、胆、脾、生殖腺反射区各30～50次，局部有热胀感为最佳。

❸ 捏按大脑、脑垂体反射区各20～40次。

❹ 拇指压推腰椎、尿道及阴道、子宫反射区各20次，力度以局部有轻痛感为宜。

❺ 食指尺侧缘刮压下腹部、生殖腺反射区各30～50次。

❻ 拇指压推胸部淋巴系统、腹股沟管反射区20次；食指指间关节点上、下身淋巴系统反射区5～10次，缓慢放松，以局部有胀痛感为宜。

❼ 用电吹风吹脾、生殖腺（如图）反射区。

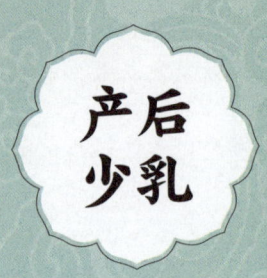

产后少乳

产后少乳指产后哺乳期间，哺乳妈妈的乳汁分泌量较少或全无，不能满足乳儿的需要。乳汁的多少和妈妈的精神状态密切相关。精神过度紧张、忧虑、悲伤、愤怒或惊恐，都会影响乳汁的分泌。

❀ 足部按摩

❶ 食指压刮肾上腺、肾、输尿管、膀胱反射区，反复3~5次，以患者能耐受为度。

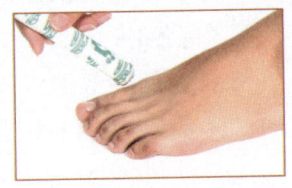

❷ 食指指间关节按揉大脑、垂体、心、胃、胰、小肠反射区各20次。

❸ 食指尺侧缘刮压颈椎、胸椎、前列腺或子宫反射区各20次，至局部有热胀感为宜。

❹ 用艾灸的方法灸上、下身淋巴，胸（乳房）、胸部淋巴（如图）反射区各2分钟。

❺ 最后按摩肾上腺、腹腔神经丛、肾、输尿管、膀胱、尿道反射区各2分钟。

产后尿频

产妇如在产褥期不能很好地恢复,致使膀胱底部失去支持,受腹压的影响,再加上产后过早参加体力劳动,会使膀胱逐渐下垂而形成产后尿频。产后尿频多表现为小便次数增多,甚至日夜排尿数十次,或产后不能约束小便而自遗。

🌸 足部按摩

❶ 食指压刮肾上腺、腹腔神经丛、肾、输尿管、膀胱反射区各3~5次。

❷ 用牙签束点按大脑、垂体(如图)、小脑及脑干、甲状旁腺、性腺反射区各20次,以局部产生痛感为度。

❸ 拇指压推胸椎、腰椎、骶椎、尿道及阴道、子宫反射区,各20次,力度以局部有轻痛感为宜。

❹ 食指尺侧缘刮压下腹部、生殖腺反射区各30~50次,缓慢放松,以局部有胀痛感为度。

❺ 最后按摩肾上腺、腹腔神经丛、肾、输尿管、膀胱、尿道反射区,反复操作2分钟。

附录
左手掌反射区示意图

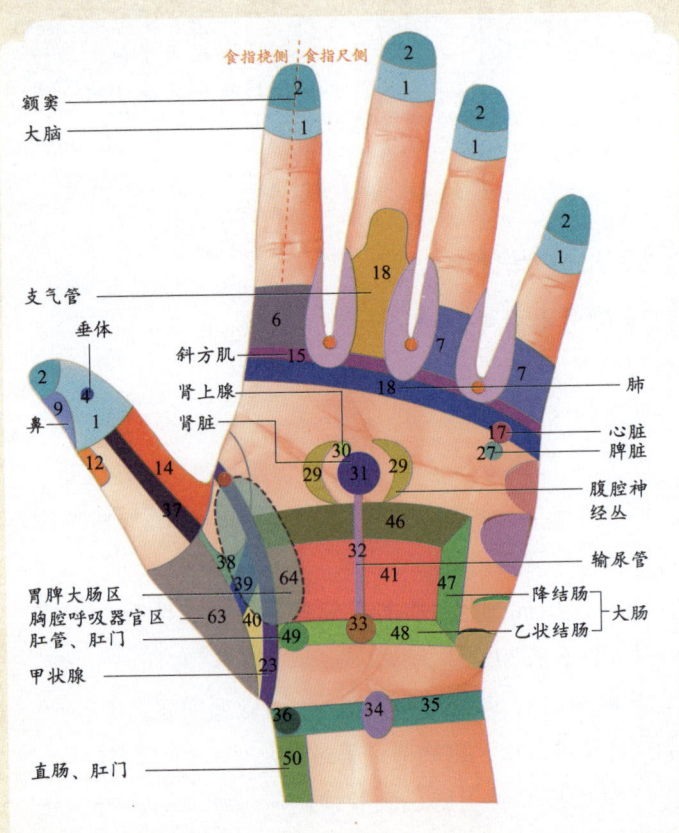

右手掌反射区示意图

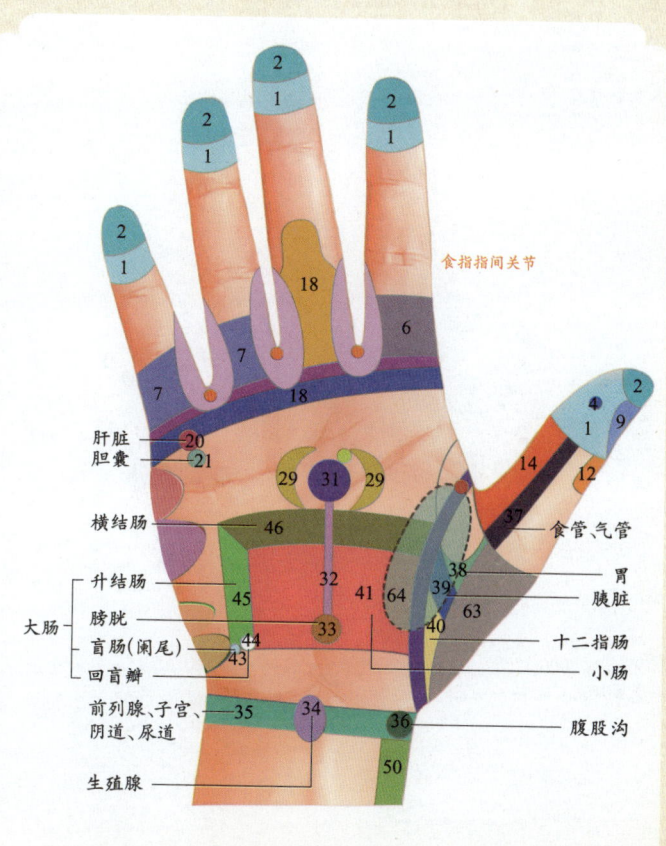

左手背反射区示意图

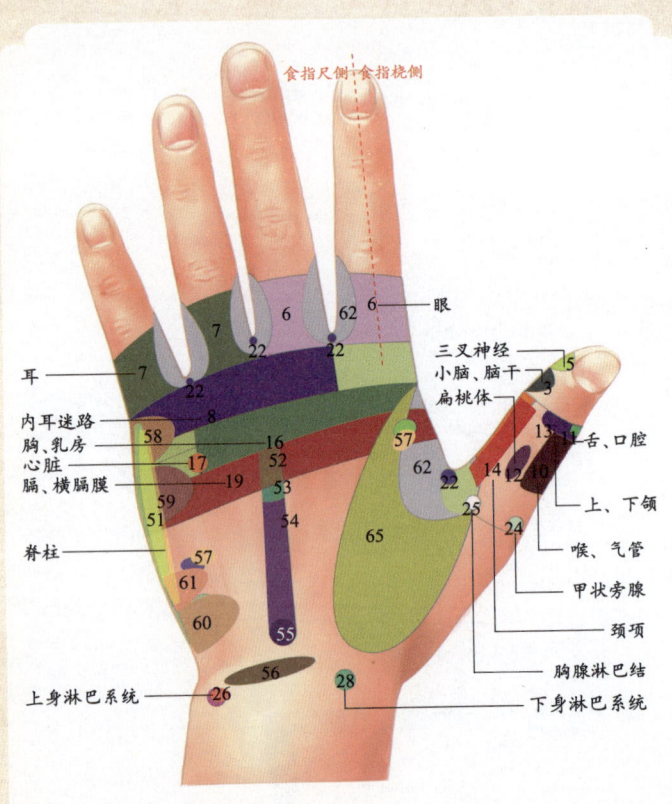

右手背反射区示意图

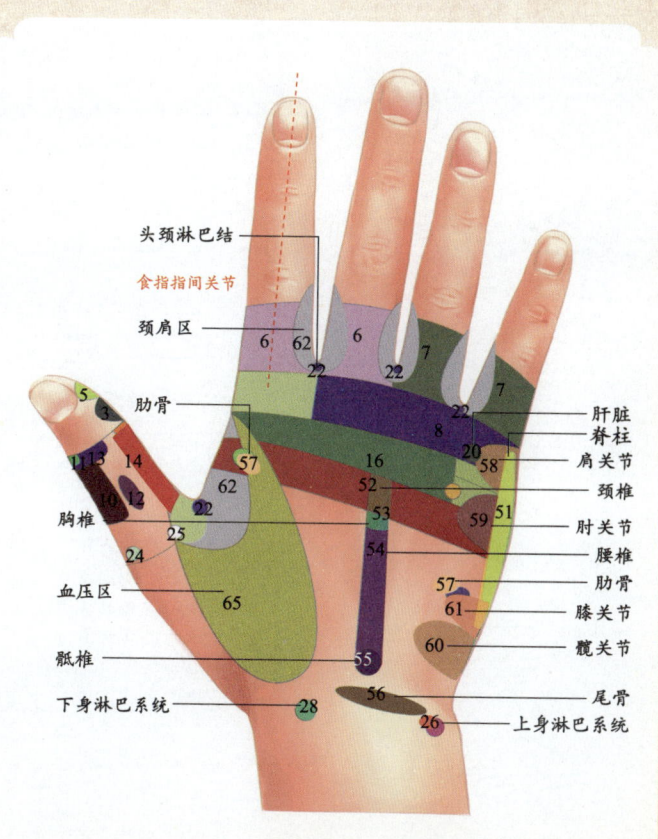

手针穴位图1

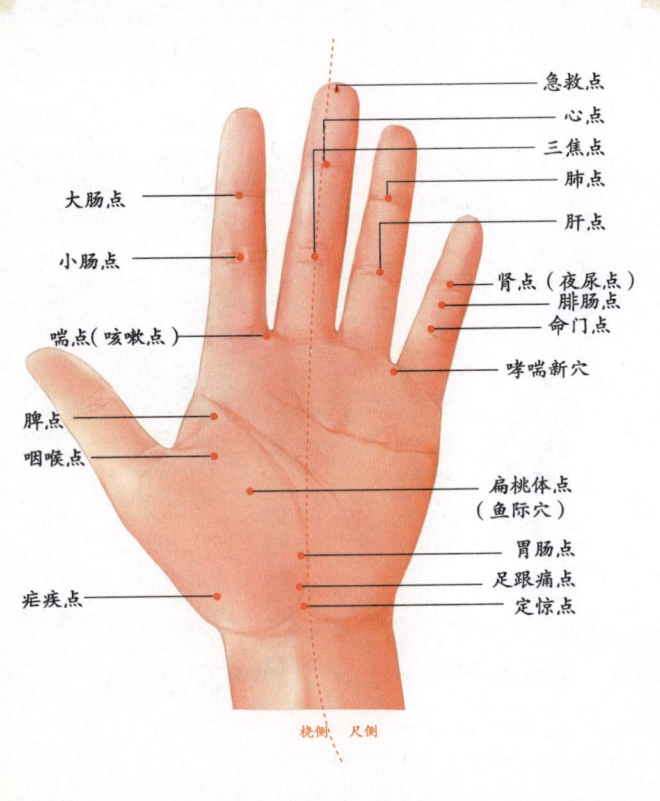

手针穴位图2

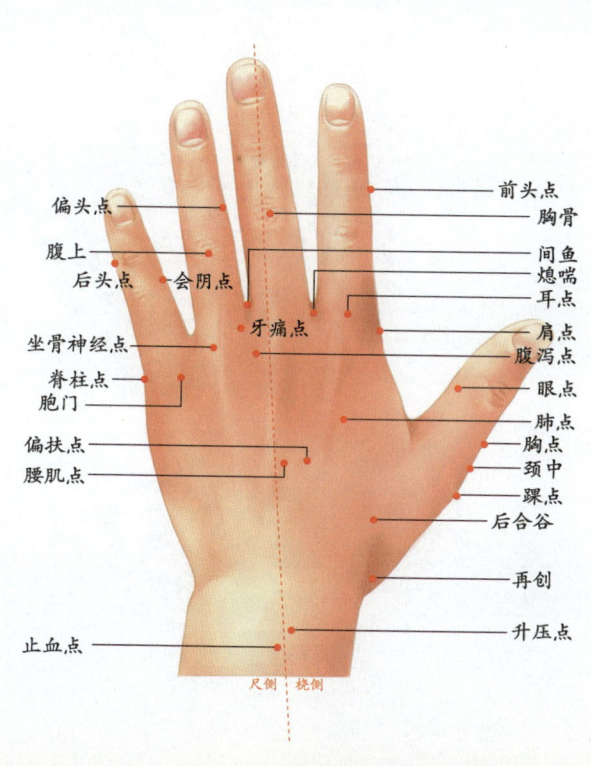

手掌生物全息图

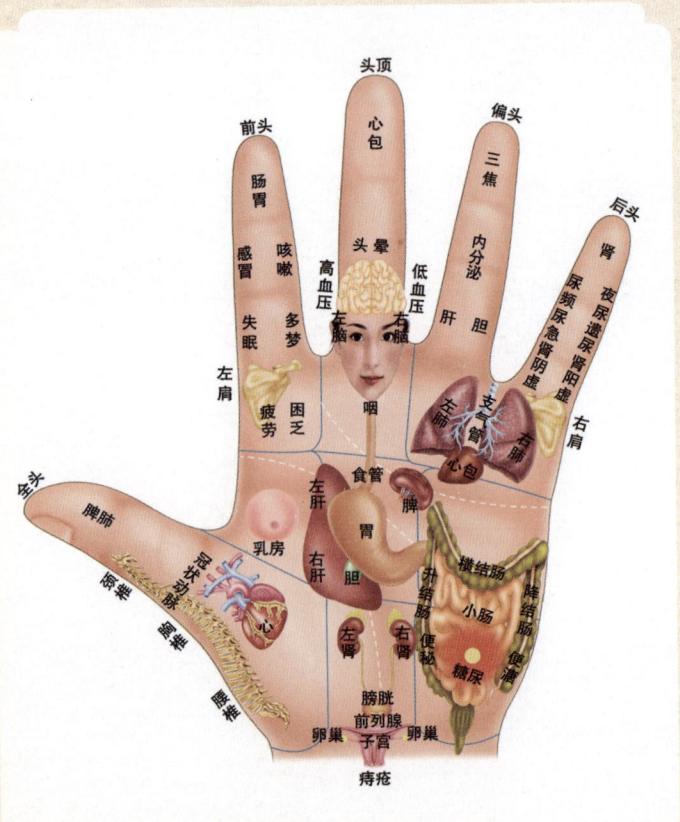

手背生物全息图

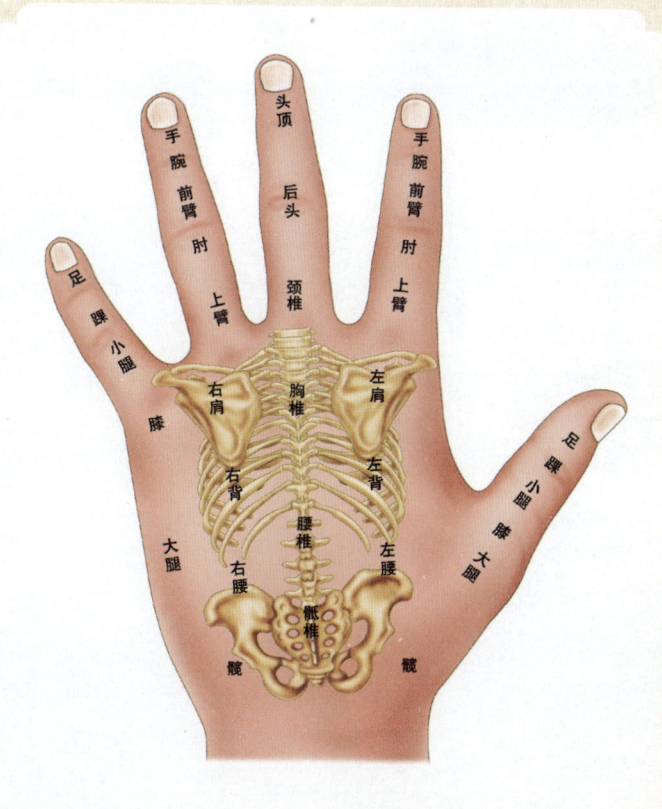

右足底反射区图

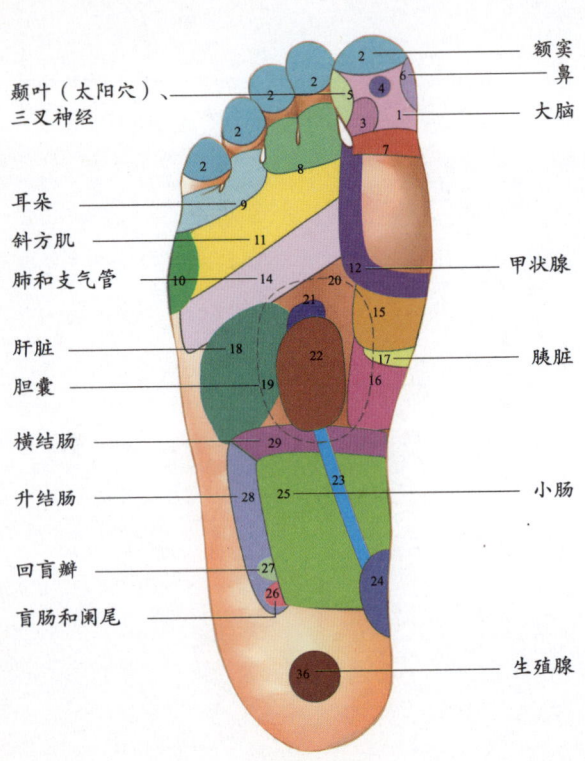

左足底反射区图

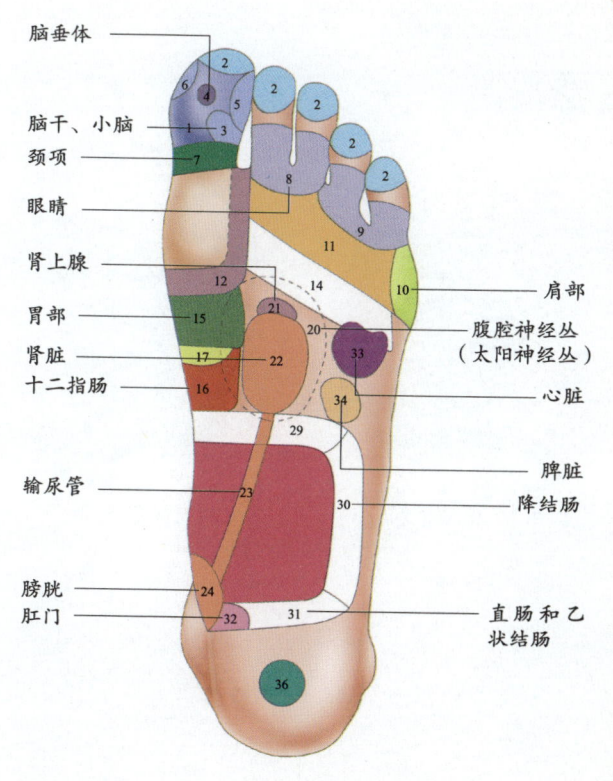

足背反射区图

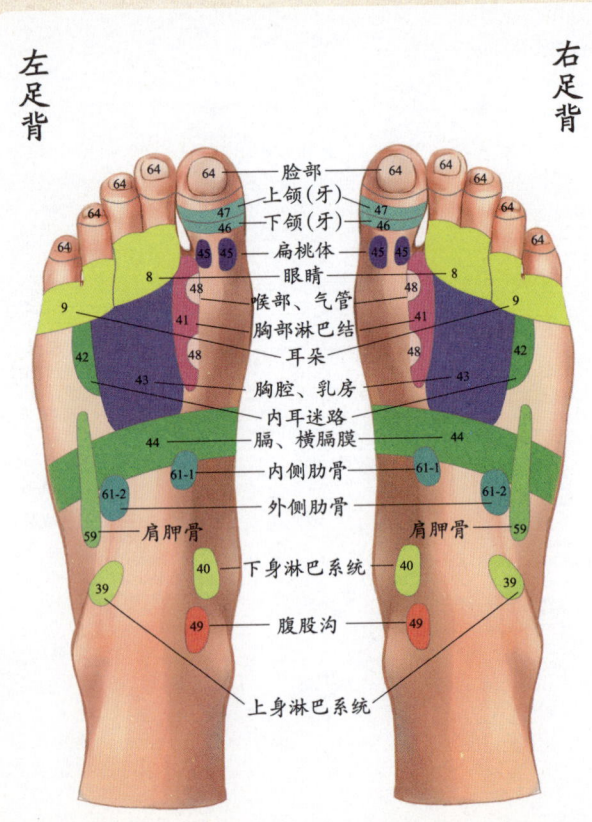

足内、外侧反射区图

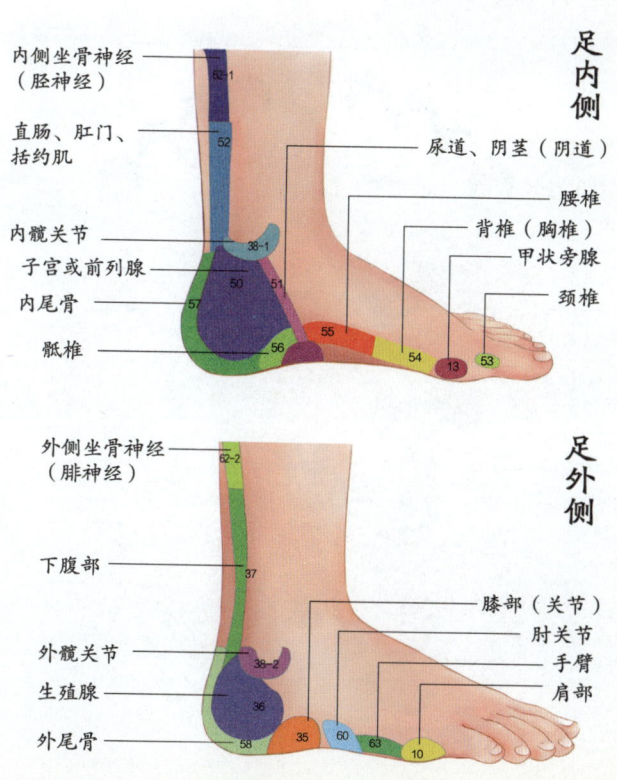

足部生物全息对应图

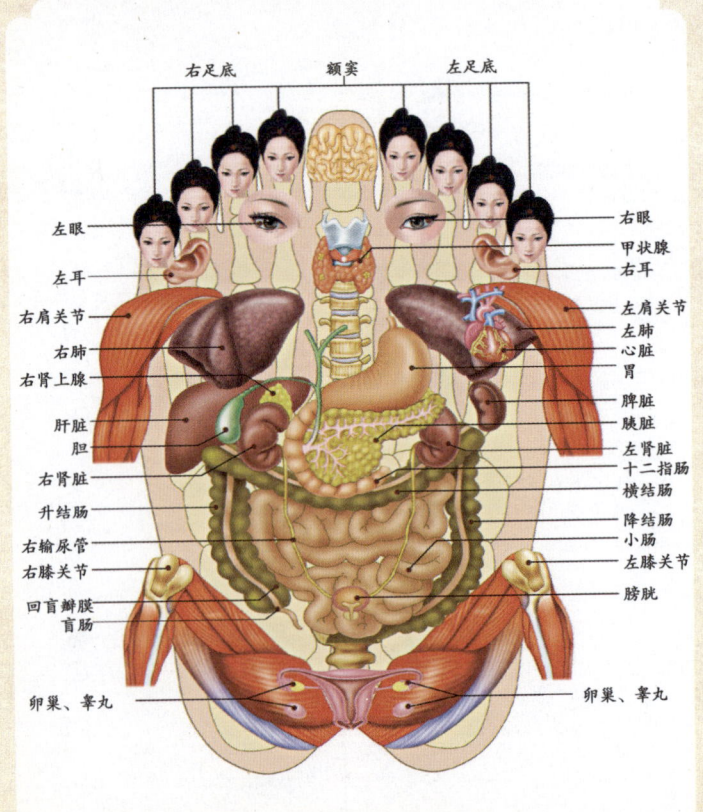